T0237241

Best of Pflege

Mit „Best of Pflege" zeichnet Springer die besten Masterarbeiten und Dissertationen aus dem Bereich Pflege aus. Inhalte aus den etablierten Bereichen der Pflegewissenschaft, Pflegepädagogik, Pflegemanagement oder aus neuen Studienfeldern wie Health Care oder Ambient Assisted Living finden hier eine geeignete Plattform. Die mit Bestnote ausgezeichneten Arbeiten wurden durch Gutachter empfohlen und behandeln aktuelle Themen rund um den Bereich Pflege.

Die Reihe wendet sich an Praktiker und Wissenschaftler gleichermaßen und soll insbesondere auch Nachwuchswissenschaftlern Orientierung geben.

Martina Bogensberger

Handlungspraktiken in der mobilen Pflegetätigkeit

Erfahrungsräume im Umgang
mit demenziell erkrankten Personen

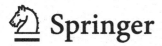 Springer

Martina Bogensberger
Wien, Österreich

Masterarbeit, Fachhochschule Campus Wien, 2016

Best of Pflege
ISBN 978-3-658-16765-3   ISBN 978-3-658-16766-0   (eBook)
DOI 10.1007/978-3-658-16766-0

Die Deutsche Nationalbibliothek verzeichnet diese Publikation in der Deutschen National-bibliografie; detaillierte bibliografische Daten sind im Internet über http://dnb.d-nb.de abrufbar.

© Springer Fachmedien Wiesbaden GmbH 2017
Das Werk einschließlich aller seiner Teile ist urheberrechtlich geschützt. Jede Verwertung, die nicht ausdrücklich vom Urheberrechtsgesetz zugelassen ist, bedarf der vorherigen Zustimmung des Verlags. Das gilt insbesondere für Vervielfältigungen, Bearbeitungen, Übersetzungen, Mikroverfilmungen und die Einspeicherung und Verarbeitung in elektronischen Systemen.
Die Wiedergabe von Gebrauchsnamen, Handelsnamen, Warenbezeichnungen usw. in diesem Werk berechtigt auch ohne besondere Kennzeichnung nicht zu der Annahme, dass solche Namen im Sinne der Warenzeichen- und Markenschutz-Gesetzgebung als frei zu betrachten wären und daher von jedermann benutzt werden dürften.
Der Verlag, die Autoren und die Herausgeber gehen davon aus, dass die Angaben und Informa-tionen in diesem Werk zum Zeitpunkt der Veröffentlichung vollständig und korrekt sind. Weder der Verlag noch die Autoren oder die Herausgeber übernehmen, ausdrücklich oder implizit, Gewähr für den Inhalt des Werkes, etwaige Fehler oder Äußerungen.

Gedruckt auf säurefreiem und chlorfrei gebleichtem Papier

Springer ist Teil von Springer Nature
Die eingetragene Gesellschaft ist Springer Fachmedien Wiesbaden GmbH
Die Anschrift der Gesellschaft ist: Abraham-Lincoln-Str. 46, 65189 Wiesbaden, Germany

Danksagung

Mein größter Dank gilt den TeilnehmerInnen der Gruppendiskussionen für ihre Bereitschaft und ihr Interesse an den Gruppendiskussionen mitzuwirken.

Danke auch den Leitungen der Caritas Erzdiözese Wien für das Entgegenkommen und der Unterstützung zur Durchführung dieser Arbeit.

Mein ganz besonderer Dank gilt auch meiner Freundin und Kollegin Manuela, die mich als meine Assistentin bei den Gruppendiskussionen organisatorisch und als Freundin mental unterstützt hat.

Danke auch Christiana, Monique und Regine für das fachliche Lektorieren und den vielen wichtigen Hinweisen und Hilfestellungen.

Mein Dank geht auch an Joshua und Lorenz fürs Zuhören und Beraten, auch wenn das Interesse für Ralf Bohnsack sich (noch) in Grenzen hält.

Danke vor allem meiner Betreuerin Frau Mag.[a] Florentina Astleithner für ihre Unterstützung und die Motivation, sich in neue Felder der qualitativen Forschung vorzuwagen.

Inhaltsverzeichnis

Abbildungs- und Tabellenverzeichnis

Abkürzungsverzeichnis

APA	American Psychiatric Association
BGBl	Bundesgesetzblatt
BMASK	Bundesministerium für Arbeit, Soziales und Konsumenten-schutz
BMG	Bundesministerium für Gesundheit
BPZ	Betreuen und Pflegen Zuhause
©	Copyright, das Sonderzeichen verweist auf ein Urheber-recht. Die mit diesem Zeichen versehenen Konzepte und Methoden sind von den jeweiligen AutorInnen begründet worden. Sie gelten als Marke.
CCIV	Competence Center Integrierte Versorgung
CEW	Caritas Erzdiözese Wien
CFFV	Care Fit for VIPS
DGKS/DGKP	Diplomierte Gesundheits- und Krankenschwester, Diplo-mierter Gesundheits- und Krankenpfleger
DGN	Deutsche Gesellschaft für Neurologie
DGPPN	Deutsche Gesellschaft für Psychiatrie und Psychotherapie, Psychosomatik und Nervenheilkunde
DiUG	Demenzielles Syndrom in unserer Gesellschaft
DSM	Diagnostic and Statistical Manual of Mental Disorders
F GD(1) VDP (NDP): 1-2	Fallbeschreibung der jeweiligen Textpassage einer Grup-pendiskussion (1,2,3,4 oder 5) „Vor der Pause" („Nach der Pause"): Zeilennummern
FORBA	Forschungs- und Beratungsstelle Arbeitswelt
GD(1)	Gruppendiskussion (1,2,3,4 oder 5)
GD(1) VDP (NDP): 1-2	Gruppendiskussion (1,2,3,4 oder 5) „Vor der Pause" („Nach der Pause"): Zeilennummern

GDS	Global Deterioration Scale
GuKG	Gesundheits- und Krankenpflegegesetz
HH	Heimhilfe
ICD	International Classification of Diseases
LGBl	Landesgesetzblatt
M	Moderatorin
MA	Moderationsassistentin
MMSE	Mini-Mental-State Examination
MOCCA	Mobile Case & Care, elektronisches Datenverarbeitungs-programm
NÖ SBBG	Niederösterreichisches Sozialbetreuungsberufegesetz
P (1)	Protokoll der Gruppendiskussion (1,2,3,4 oder 5), umfasst Mitschriften der Assistentin und der Moderatorin vor, während und nach der Gruppendiskussion sowie ein Zusatzprotokoll.
PH	PflegehelferIn
PmD	Personen mit Demenz
QuPuG	Journal für Qualitative Forschung in Pflege- und Gesundheitswissenschaft
S3	Systematische evidenz- und konsensbasierte Leitlinie
StF	Stammfassung
SWS	Sozialwissenschaftliche Studiengesellschaft
VIPS	Values, Individuals, Perspective and Social
VS	Verlag für Sozialwissenschaften
WHHG	Wiener Heimhilfe Gesetz
WISO	Wirtschafts- und Sozialpolitische Zeitschrift

Kurzfassung

Demenz wird ein immer bedeutsameres Thema im Bereich der professionellen Pflege und Betreuung. Das Projekt „Kompetent im Umgang mit Demenz" der Caritas Erzdiözese Wien machte es sich zur Aufgabe, MitarbeiterInnen der mobilen Pflege im Umgang mit demenziell erkrankten Personen zu unterstützen.

Über die Handlungspraktiken von MitarbeiterInnen der mobilen Pflege ist aber bisher wenig bekannt. Diese Arbeit rekonstruiert anhand der dokumentarischen Methode nach Ralf Bohnsack die Erfahrungsräume der MitarbeiterInnen mit Personen mit Demenz.

In fünf Gruppendiskussionen werden die Handlungspraktiken im Arbeitsalltag der MitarbeiterInnen mit Personen mit Demenz dargestellt. Die Haupttypologie „Vom Phantom zur Mutter" zeigt die Interaktionsmuster der Pflegenden.

Aus den Ergebnissen konnten wichtige Erkenntnisse für die mobile Pflege gewonnen werden. Die Arbeit mit Angehörigen von Personen mit Demenz stellt für die BetreuerInnen eine Überforderung dar. Das unterstreicht die Notwendigkeit der personellen Trennung von Pflegetätigkeiten und Angehörigenarbeit.

Auch wird deutlich, dass sowohl für den Wissenstransfer von Fortbildungsinhalten in die alltägliche Arbeit als auch für die Fürsorge der MitarbeiterInnen eigenes Personal eingesetzt werden muss.

Schlüsselbegriffe

Mobile Pflege und Betreuung, Demenz, Dokumentarische Methode, Gruppendiskussion, Erfahrungsraum

Abstract

Dementia care is increasingly discussed, investigated and implemented. A new project of the Caritas Erzdiözese Wien "Kompetent im Umgang mit Demenz" in the field of mobile care tries to support employees in their daily work concerning people with dementia.

However, there is not much information about the experience regarding the work of mobile care workers.

The present thesis explores these fields of experiences by using the "Documentary Method" by Ralf Bohnsack. In five group discussions the discourses of the employees are outlined.

The main typology "From Phantom to Mother" shows the daily routines of employees with people with dementia.

The findings of this research appear to be relevant for further implemented projects. First of all, it should be taken into account that employees need educational intervention in their daily work experience.

Furthermore, the results suggest the importance to reconsider the interaction between employees and relatives of the person with dementia. The research shows the impossibility for employees to support relatives and people with dementia simultaneously.

For this purpose, special trained employees should be appointed. These employees could support mobile care workers in their daily working experience. Furthermore, they could support the relatives of people with dementia.

1. Einleitung Problemstellung und Ausgangslage

Prognosen zufolge wird es, aufgrund der immer höheren Lebenserwartung, in den kommenden Jahrzehnten zu einem Anstieg der an Demenz erkrankten Personen kommen. Derzeit wird in Österreich von einer ungefähren Zahl von 130 000 Personen ausgegangen, die an einer Form von Demenz erkrankt sind. 2050 wird sich dieser Anteil verdoppelt haben (vgl. Sütterlin et al. 2011: 13). Soziale Organisationen sehen sich immer stärker in die Pflicht genommen, sich auf diese Herausforderungen gut vorzubereiten. In Österreich wurden, initiiert durch das „Competence Center Integrierte Versorgung" (CCIV), eine Einrichtung der österreichischen Sozialversicherung, in Zusammenarbeit mit der sozialen Krankenversicherung, Schwerpunkte zum Thema Demenz gesetzt. Sie umfassen vor allem Früherkennung und Frühbehandlung der Erkrankung, kontinuierliche Behandlung entlang abgestimmter Versorgungspfade, Vernetzung sozialer und medizinischer Angebote, Schulung der Pflege- und Betreuungspersonen sowie Information und Entlastung der Betroffenen und der Angehörigen (vgl. CCIV 2011: 28ff.). Auf Grundlage dieses Konzeptes sollte „integrierte Versorgung" von Personen mit Demenz (PmD) österreichweit umgesetzt werden (vgl. Höfler 2015: 112).

Die Caritas der Erzdiözese Wien (CEW) setzte sich im Projekt „Kompetent im Umgang mit Demenz" das Ziel, sich im Bereich der Betreuung und Pflege demenziell erkrankter Personen zu profilieren und zu positionieren. Im Mittelpunkt steht der Bereich der mobilen Betreuung. Hier werden Personen in ihrem eigenen Zuhause betreut und gepflegt (vgl. Caritas der Erzdiözese Wien 2014: 3).

Diese Strategie wird mit einem neuen Ansatz verfolgt: Durch den Einsatz von eigenen MultiplikatorInnen für Demenz sollte für die betroffenen Personen, deren Angehörigen und die MitarbeiterInnen auf den Sozialstationen Entlastung geschaffen werden.

In dieser Forschungsarbeit wird die Gruppe der MitarbeiterInnen anhand von Gruppendiskussionen (GD) und der Auswertung nach der dokumentarischen Methode beleuchtet. Diese sollte durch die MultiplikatorInnen als eine Art „TüröffnerInnen" (vgl. Kapeller et al. 2012: 34) Hilfestellung im Umgang mit Personen mit Demenz erhalten. In der Folge sollte sich mehr Expertise unter den MitarbeiterInnen zum Thema Demenz entwickeln und die Betreuung und Pflege erleichtern. Die Aufgabe der MultiplikatorIn ist damit Wissen, Ideen und Inputs zu vervielfältigen, um gemeinsam im Team die Lebensqualität der betreuten Personen zu verbessern. Dadurch sollte sich auch die Arbeitssituation der MitarbeiterInnen verbessern. Unter MitarbeiterInnen werden in der Arbeit Heimhilfen (HH), PflegehelferInnen (PH) und diplomiertes Gesundheits- und Krankenpflegepersonal (DGKS/DGKP) im extramuralen Bereich (mobile Pflege Zuhause) verstanden. Diese drei Berufsgruppen werden an späterer Stelle kurz dargestellt (vgl. Kap. 1.4).

1.1 Kurzer Anwendungshinweis

Ausschlaggebende methodisch-theoretische Begriffe werden im Fließtext operationalisiert und bei der Erstnennung kursiv geschrieben.

Alle Transkript-Passagen, die zur Veranschaulichung der Ergebnisse herangezogen werden, sind nach den Originaldokumenten zitiert. Zitate von einzelnen TeilnehmerInnen, die der Veranschaulichung dienen, sind dem Fließtext angeglichen und entsprechen daher nicht der originalen Zeilennummerierung. Textpassagen, die in schwer verständlichem Deutsch gesprochen sind, werden in standardisierter Übersetzung angegeben. Bei längeren Passagen erfolgt diese Übersetzung der Reihe nach pro SprecherInnenwechsel. Bei einigen längeren Passagen wurde nur die jeweilige schwer verständliche Passage übersetzt.

Passagen aus den Transkripten folgen nicht der Zeichensetzung der deutschen Sprache. Zeichen entsprechen im Transkript ihrer Funktion (vgl. Kap. 4.7).

1.2 Entstehung der Forschungsfrage

Die Forschungsfrage dieser Arbeit entstand im Zusammenhang mit dem Projekt „Kompetent im Umgang mit Demenz". Die Genese der Idee liegt in der eigenen Mitwirkung der Forscherin als Demenz-Multiplikatorin begründet.

Das Projekt (vgl. Kap. 1.5) machte es sich unter anderem zur Aufgabe, MitarbeiterInnen im Bereich der mobilen Pflege bei Problemen mit Personen mit Demenz zu unterstützen. Die „Erreichbarkeit" dieser MitarbeiterInnen schien von Anbeginn an schwierig, wie bei den laufenden Evaluierungen ab April 2015 sichtbar wurde.

Am Beginn der Forschung wollte die Forscherin der Frage nachgehen: Was brauchen MitarbeiterInnen, um Personen mit Demenz gut betreuen zu können? Der Themenleitfaden ist zwar dahingehend konzipiert worden, allerdings gemäß den Anforderungen der dokumentarischen Methode sehr vage gehalten, was einen Forschungsprozess möglich macht. Bei den Gruppendiskussionen wurde nämlich ersichtlich, dass die MitarbeiterInnen vorwiegend darüber diskutierten, *wie* sie Personen mit Demenz betreuen. Der vorerst bestandene Anspruch, mögliche Instrumente für die MultiplikatorInnen herauszuarbeiten, wurde also adaptiert und die Forschungsfrage modifiziert.

Die Forschungsfrage lautet:

Welche *Erfahrungsräume*[1] haben MitarbeiterInnen der mobilen Pflege in Bezug auf die Betreuung von Personen mit Demenz?

Die Unterfrage dazu ist:

Welche vorherrschenden *Orientierungen*[2] und daraus resultierenden *Typen*[3] leiten die MitarbeiterInnen in ihrer Arbeit?

1.3 Wer betreut wen?

Der Bereich Caritas Pflege bietet sowohl für Wien als auch Niederösterreich Serviceleistungen für die Pflege Zuhause an rund 50 Standorten an. Die Angebote umfassen Heimhilfe, Hauskrankenpflege, mobiles Hospiz, 24-Stunden-Betreuung sowie Ergo- und Physiotherapie (vgl. Caritas Pflege o.J.). Betreut werden vorwiegend alte und sehr alte Personen. Oftmals startet die Betreuung und Pflege, wenn der Bedarf an Unterstützung noch nicht so groß ist. D.h. Heimhilfen unterstützen die Personen bei den Aktivitäten des täglichen Lebens, vorwiegend im Haushalt. Verändert bzw. verschlechtert sich der Zustand der betreuten Personen, wird der Bedarf hinaufgesetzt. Die Hauskrankenpflege (PH und DGKS/DGKP) übernimmt vorwiegend die körperliche und medizinische Versorgung.

Im Überblick veranschaulicht die folgende Tabelle (vgl. Tab. 1) die Köpfe und das Vollzeitäquivalent der MitarbeiterInnen für Wien und Niederösterreich.

	Pflegen Zuhause NÖ	Pflegen Zuhause Wien
MitarbeiterInnen Köpfe inkl. ArbeiterInnen, Angestellte und geringfügig Beschäftigte	443	744
MitarbeiterInnen Vollzeitäquivalent inkl. ArbeiterInnen, Angestellte und geringfügig Beschäftigte	569,92	276,57

Tabelle 1: Zahlen der MitarbeiterInnen der Caritas Pflegen Zuhause Wien und Niederösterreich. Interne Quelle CEW (Stand April 2016)

---

1 Operationalisierung Kapitel 3.2
2 Operationalisierung Kapitel 3.4
3 Operationalisierung Kapitel 3.2

Derzeit liegen keine detaillierten Daten zu Altersgruppen und Krankheitsbildern der betreuten Personen auf. Die nachstehende Tabelle (vgl. Tab. 2) bezieht sich auf Gesamtzahlen der betreuten Personen in Wien und Niederösterreich aus dem Bereich „Betreuen und Pflegen Zuhause" (BPZ).

BPZ NÖ	Therapie NÖ	Gesamt NÖ	BPZ Wien	Therapie Wien	Gesamt Wien	Gesamt Wien und NÖ
2046	1155	3201	2566	295	2861	6062

Tabelle 2: Zahlen der betreuten Personen Pflege Zuhause Wien und Niederösterreich. Interne Quelle CEW (Stand April 2016)

Dass die Betreuung demenziell erkrankter Personen zugenommen hat, lässt sich nicht nur an den statistischen Zahlen und den Prognosen ablesen, sondern kann auch durch die Erfahrung der Forscherin, die seit 2008 im extramuralen Bereich tätig ist, festgestellt werden.

Die meiste Betreuungsarbeit leisten aber nach wie vor die Angehörigen der Erkrankten, die diese oft viele Jahre intensiv begleiten. 80-90 % der Betreuungsleistungen werden von Angehörigen und NachbarInnen durchgeführt (vgl. Gatterer 2007: 33).

In der Arbeit wird durchgängig der Begriff „Personen mit Demenz" (PmD) verwendet. Die Benennung wird in der Literatur unterschiedlich gehandhabt. Meistens wird in der Literatur von „Menschen mit Demenz" gesprochen (Höfler et al. 2015; Juraszovich et al. 2015).

Damit verbunden ist auch die Diskussion um Demenz als Krankheit (bzw. Folge von Erkrankungen) oder Demenz als gesellschaftliches Phänomen. Peter Wißmann und Reimer Gronemeyer lehnen den Beisatz der Erkrankung ab, da sie der Ansicht sind, Demenz stelle eine gesellschaftliche Konstruktion dar. Die Pathologisierung kognitiver Veränderungen, die den Alterungsprozess betreffen, stelle die Krankheit und nicht die Demenzen in den Vordergrund (vgl. Wißmann, Gronemeyer 2008: 34).

Die Forscherin lehnt den Beisatz der Erkrankung zu Demenz nicht ab. Demenzen gelten als Folge von Erkrankungen. Sie können daher nicht als bestimmende Eigenschaft eines Menschen angeführt werden. Die Ablehnung, Demenzen als Krankheit anzusehen, zieht ebenso eine Form von Stigmatisierung nach sich, weil es gleich einer defizitären Ansicht Demenz verschleiert und zur Nicht-Akzeptanz durch die Betroffenen und die Gesellschaft führt. Die Forscherin spricht von Personen mit Demenz als Hinweis darauf, dass Demenz als zusätzliche Eigenschaft einer Person anzusehen ist, die bis zum Lebensende mitgetragen wird. Dabei kommt aber die Verwendung des Personenbegriffs zum Tragen, der im Gegensatz zum Mensch-Begriff die Selbstbestimmung der betroffenen Personen ins Zentrum rückt und eben nicht die Krankheit (vgl. Kitwood 2013: 29f.).

Die Forscherin geht hier noch einen Schritt weiter und entscheidet sich für ein theologisch verankertes Verständnis des Personenbegriffs, das die Würde des Menschen in jeder Lebensphase als unantastbar ansieht. Im Gegensatz zu überfürsorglicher und auch oft freiheitseinschränkender Pflege steht in diesem Konzept der Schutz einer pflegebedürftigen Person im Mittelpunkt, wenn diese kognitiv soweit abgebaut hat, dass sie den eigenen Schutz nicht mehr gewährleisten kann. Dabei bleibt die Person und ihre Würde unangetastet (vgl. Eurich 2008: 360f.).

Im folgenden Kapitel erfolgt die Vorstellung der unterschiedlichen Berufsgruppen, die an den Gruppendiskussionen teilgenommen haben.

1.4 Die Berufsgruppen

HeimhelferInnen: HeimhelferInnen zählen zu den Sozialbetreuungsberufen. Die Ausbildung erfolgt in mehrmonatigen Kursen, die 200 Unterrichtseinheiten und ein Praktikum im Ausmaß von ebenso 200 Stunden umfassen. Die Ausbildung der HeimhelferInnen ist für Wien im Wiener Heimhilfegesetzt (WHHG) § 8(1) geregelt und für Niederösterreich im Niederösterreichischen Sozialbetreuungsberufegesetz (NÖ SBBG) § 11 (1). Die Heimhilfe unterstützt Personen in ihren täglichen Aktivitäten des Lebens. Heimhilfen sind vorwiegend im mobilen Dienst tätig. Die Aufgaben sind die Haushaltsführung, Unterstützung bei der Körperpflege sowie Hilfestellungen bei Erledigungen und Besorgungen, wie beispielsweise Wege zur Bank, in Geschäfte, zur/zum Ärztin/Arzt oder zur Apotheke. Geregelt sind die Aufgaben für Wien im Wiener Heimhilfegesetz §3 Abschnitt 1-3 und für Niederösterreich im Niederösterreichischen Sozialbetreuungsberufegesetz in § 3 (1-3).

PflegehelferIn: Die Pflegehilfe ist ein Gesundheitsberuf und leistet vorwiegend Unterstützung in Zusammenarbeit mit dem „Gehobenen Dienst für Gesundheits- und Krankenpflege". Die Ausbildung umfasst 800 Unterrichtseinheiten und 800 Stunden Praktikum, geregelt im Bundesgesetz über Gesundheits- und Krankenpflege (GuKG) §92 (1). PflegehelferInnen haben im mobilen Bereich hauptsächlich die Aufgabe der Pflege und Mobilisation, Krankenbeobachtung, prophylaktische Pflegemaßnahmen und hauswirtschaftliche Tätigkeiten, geregelt in §84 (1-5).

Diplomiertes Gesundheits- und Krankenpersonal: Diplomierte Gesundheits- und Krankenschwestern (DGKS) bzw. Diplomierte Gesundheits- und Krankenpfleger (DGKP) gehören zum „Gehobenen Dienst für Gesundheits- und Krankenpflege". Ihre Aufgabe ist der pflegerische Teil der gesundheitsfördernden, präventiven, diagnostischen und rehabilitativen Maßnahmen zur Erhaltung oder Wiederherstellung der Gesundheit und zur Verhütung von Krankheit, geregelt im Bundesgesetz über Gesundheits- und Krankenpflege (GuKG) §11 (1). Die Ausbildung, geregelt in §41 (1) (2), dauert drei Jahre und umfasst 4600 Stunden Theorie und Praxis.

Aus diesen drei vorgestellten Berufsgruppen setzen sich die Teilnehmenden der Gruppendiskussionen zusammen. Wichtig war diese theoretische Auseinandersetzung mit den Berufsgruppen auch darum, weil es vor der Forschung die Annahme gab, es gäbe einen Unterschied zwischen diesen im Umgang mit PmD.

1.5   Das Projekt „Kompetent im Umgang mit Demenz"

Das Projekt *„Kompetent im Umgang mit Demenz. Thematische Profilierung der Caritas der Erzdiözese Wien, im Bereich Betreuen und Pflegen Zuhause, zum Thema Umgang mit demenziell erkrankten Menschen"* startete im April 2015. Ausgangslage bildete die zunehmende Zahl an demenziell erkrankten Personen, die auch vermehrt im Bereich der mobilen Pflege versorgt werden. Darüber hinaus wird davon ausgegangen, dass es noch wenig Expertise innerhalb der Caritas im Bereich der Pflege von demenziell erkrankten Personen gibt, was bei vielen KundInnen, MitarbeiterInnen und Angehörigen ein Gefühl der Überforderung auslöst (vgl. Caritas der Erzdiözese Wien 2014: 3).

> „Die strategische Planung sieht aufgrund dessen eine Professionalisierung und Qualifizierung der MitarbeiterInnen im Umgang mit demenziell erkrankten Menschen[4] vor, um den ,Leidensdruck' der Mitarbeiterinnen zu minimieren, und ebenso die Lebensqualität für Kundinnen und An- und Zugehörige zu erhöhen" (ebd.: 3).

MultiplikatorInnen sollten den MitarbeiterInnen Unterstützung anbieten, um in Zukunft den Ansprüchen gerecht zu werden. Nach einem Auswahlverfahren und einer eigenen Ausbildung sollten diese Fachkräfte demenziell erkrankte Personen professionell betreuen, Angehörige beraten und MitarbeiterInnen unterstützen und entlasten können (vgl. ebd.: 3ff.). MultiplikatorInnen wurden aus dem bestehenden Personal ausgewählt. D.h. es konnten HeimhelferInnen, PflegehelferInnen und DGKS/DGKP für diese Funktion ausgewählt werden. Die/der MultiplikatorIn bleibt weiterhin in ihrer/seiner Grundfunktion tätig (HH, PH oder DGKS/DGKP). Daneben werden die neuen Aufgabengebiete übernommen:

- Erste Ansprechperson für KollegInnen betreffend die Betreuung und Pflege von demenziell erkrankten KundInnen.

---

4   Anm. d. Verf.: „Professionalisierung und Qualifizierung der MitarbeiterInnen im Umgang mit demenziell erkrankten Menschen" = fett gedruckt im Original.

- Unterstützung der KollegInnen bei der Begleitung und Beratung demenziell Erkrankter bei der Alltagsbewältigung unter Einbeziehung der Angehörigen.
- Abklären der Bedürfnisse der KundInnen und der Angehörigen.
- Beratung von KollegInnen bei der ressourcenorientierten Betreuungsplanung für KundInnen mit demenziellen Erkrankungen.
- Begleitung von KollegInnen im Bedarfsfall und nach Absprache in die Betreuungssituation von demenziell erkrankten Personen.
- Vermittlung von Basiswissen für die Betreuung und Pflege von demenziell erkrankten Personen für neue MitarbeiterInnen innerhalb der Probezeit (vgl. ebd.: 5).

Am Ende der Forschungsarbeit im Juli 2016 bestand das Projekt „Kompetent im Umgang mit Demenz" vorerst in dieser Form nicht mehr. Das Fortbestehen eines speziell eingesetzten Personals zum Umgang mit Demenz ist nicht gesichert. Genaue Hintergründe sind der Forscherin nicht bekannt. Im September 2016 ist der Start einer Arbeitsgruppe zum Thema der Spezialisierung von Personal auf Demenz geplant. Zeitgleich wird ein neues Curriculum für eine spezialisierte Demenz-Ausbildung ab Jänner 2017 ausgearbeitet. Die Forscherin, die an der Erstellung dieses Curriculums Anteil hatte, konnte teilweise die Ergebnisse dieser Forschungsarbeit schon einfließen lassen.

Die Benennung der Demenz-MultiplikatorInnen ist derzeit ebenso unklar. Die Organisation denkt über andere Namen, wie beispielsweise „Demenz-Spezialistin", nach. Die Forscherin legt sich in der Arbeit diesbezüglich nicht fest. Vor allem im Ausblick, wenn es um mögliche Verwendungsfelder der Ergebnisse geht, wird auch weiterhin von MultiplikatorInnen gesprochen. Die Namensgebung ist hierbei nicht wesentlich, wenn es um die Umsetzung von Erkenntnissen geht.

1.6 Sozialwirtschaftliche Perspektive

Der sozialwirtschaftliche Zusammenhang dieser Arbeit findet sich in Bezug auf das Projekt „Kompetent im Umgang mit Demenz". Es war eines der Ziele des Projektes, die MitarbeiterInnen durch den Einsatz der MultiplikatorInnen zu unterstützen und in der Folge eine Professionalisierung im Bereich der Demenz voranzutreiben (vgl. Caritas der Erzdiözese Wien 2014: 2). Demenz ist zwar Bestandteil der internen Fortbildungen der Caritas, allerdings gibt es keinerlei Kenntnisse darüber, ob MitarbeiterInnen Inhalte von Fortbildungen auch umsetzen (können). Die Ermittlung längerfristiger Lernerfolge stellt in der strategischen Personalentwicklung immer noch ein Problem dar (vgl. Loffing 2006: 83). Darüber hinaus besteht keine Verpflichtung, Fortbildungen zum Thema Demenz zu besuchen.

Der Einsatz von MultiplikatorInnen kann in diesem Zusammenhang als Weiterbildungsmaßnahme verstanden werden (vgl. Biehal-Heimburger 2005: 257f.), um durch stetigen Informationsaustausch im Sinne eines Schneeballprinzips eine weitaus kostengünstigere und effizientere Schulung der MitarbeiterInnen voranzutreiben. Für die MultiplikatorInnen selbst bedeutet diese Maßnahme sowohl „job enlargement" (quantitative Aufgabenerweiterung) als auch „job enrichment" (qualitative Aufgabenerweiterung) (vgl. Friedrich 2010: 84f.).

Im Abschnitt „Ausblick und mögliche Verwendungsfelder" wird dieses Thema wieder aufgegriffen. Aus den Ergebnissen der Forschungsarbeit wird die sozialwirtschaftliche Komponente in Bezug auf Personalentwicklung bzw. Berufsfeldentwicklung kritisch beleuchtet (vgl. Kap. 7.1 und 7.2).

Aus einer anderen Perspektive muss das Projekt „Kompetent im Umgang mit Demenz" als Marketingstrategie gesehen werden. Marketing, so Ulli Arnold, verfolgt die Befriedigung der Bedürfnisse sowie die Stimulation von Bedürfnissen (vgl. Arnold 1991: 48). Im engeren Sinn definiert Arnold unterschiedliche Typen von Marketing, wobei sich Sozialmarketing mit der Lösung gesellschaftlicher Probleme befasst (vgl. Arnold 2014: 655). Eng verbunden ist das „Social Marketing" auch mit dem Namen Philip Kotler. Für Kotler ist Sozialmarketing die Planung und Umsetzung sozialer Ideen, mit dem Anspruch Veränderungen zu bewirken (vgl. Kotler, Zaltman 1971: 5).

Die Caritas der Erzdiözese Wien arbeitet ebenso an ihren Marketingstrategien, und damit an der Wettbewerbsfähigkeit. Alle größeren österreichischen Vereine im Bereich der Betreuung und Pflege bedienen sich mittlerweile spezieller Konzepte für den Umgang mit demenziell erkrankten Personen und deren Angehörigen.

Wichtig ist hierbei nun die Betrachtung, ob sich eine Organisation angebotsorientiert oder nachfrageorientiert ausrichtet. Auf diesen Punkt hat Andreas Leimpek-Mohler schon 2007 verwiesen (vgl. Leimpek-Mohler 2007: 12). Die Forscherin wird sich am Ende der vorliegenden Arbeit auf die sozialwirtschaftliche Perspektive rückbeziehen und mögliche Dienstleistungsangebote präsentieren, die anhand der Ergebnisse empirisch gut begründet sind sowie dem Marketingverständnis der Forscherin entsprechen (vgl. Kap. 7.5).

1.7 Forschungsstand

Der Forschungsstand richtet sich nach zwei Problemstellungen, die auch den Einsatz der MultiplikatorInnen in der Projektbeschreibung (vgl. Caritas der Erzdiözese Wien 2014: 3) rechtfertigen. Erstens wird davon ausgegangen, dass es im Bereich der mobilen Pflege zu wenig Expertise der MitarbeiterInnen im Umgang mit Personen, die an Demenz erkrankt sind, gibt.

Die Zunahme an Demenz und die Schwerpunktsetzungen in der Pflege können als Verweis auf Defizite in den Grundausbildungen der Berufsgruppen (Diplomiertes Gesundheits- und Krankenpersonal, PflegehelferInnen und HeimhelferInnen) gelesen werden (vgl. Schneider, Deufert 2015: 73ff.).

Anita Buchegger-Traxler ist dieser Frage nachgegangen, inwieweit erworbenes Wissen aus der Grundausbildung in die Praxis mitgetragen wird. Die Studie bezieht sich auf Heimhilfen, DGKS/DGKP sowie diplomierte AltenfachbetreuerInnen, die ihre Ausbildungen und den daraus gezogenen Nutzen für den Arbeitsalltag selbst evaluierten. Die Ausbildungen wurden durchaus nicht schlecht beurteilt, allerdings konnten Defizite bezüglich Kompetenzen wie Kommunikation und Teamfähigkeit festgestellt werden (vgl. Buchegger-Traxler 2015: 36ff.).

Zweitens wird von einer Belastung für das Pflegepersonal ausgegangen. Diese Belastung und ein „Leiden" der MitarbeiterInnen (vgl. Caritas der Erzdiözese Wien 2014: 3) sind allerdings in der Literatur noch nicht umfassend belegt. Speziell für den Bereich der mobilen Betreuung scheinen wenige empirische Erhebungen auf, die diese Belastung auch wissenschaftlich belegen. Ruth Simsa und weitere AutorInnen untersuchten hauptsächlich anhand von Fragebögen die Arbeitszufriedenheit und Belastung von MitarbeiterInnen im mobilen und stationären Bereich. In ihren Ergebnissen zeigen sich deutlich eine geringere Arbeitszufriedenheit bzw. eine höhere Belastung im Vergleich zu anderen Beschäftigten in Österreich (vgl. Simsa et al. 2004: 498).

Eine weitere umfassende Studie zur Arbeitsbelastung der betreffenden Berufsgruppen wurde im Auftrag des Roten Kreuzes von Manfred Krenn (2003) vorgelegt. In Krenns Studie der Forschungs- und Beratungsstelle Arbeitswelt Wien (FORBA) belegt er mit empirischen qualitativen Daten seine Ergebnisse und unterstreicht dabei auch die Unterschiede zwischen institutioneller Pflege und mobilen Diensten. Er betont die schwierigen strukturellen Bedingungen der mobilen Pflege sowie die geringe Anerkennung der MitarbeiterInnen im extramuralen Bereich (vgl. Krenn 2003: 87ff.). Krenns Arbeit ist dabei dennoch Defizit orientiert, indem er sich vorwiegend auf die Belastungsbereiche konzentriert.

Christine Stelzer-Orthofer und Helga Kranewitter kommen in einer repräsentativen Studie, in der sie AltenfachbetreuerInnen befragten, auf weniger negative Ergebnisse. Demnach ist ein hoher Prozentsatz mit der Arbeitssituation zufrieden, wie sie in einer quantitativen Erhebung unterlegt von qualitativen Interviews darstellen konnten (vgl. Stelzer-Orthofer, Kranewitter 2008: 59ff.). Um dieser Frage der Arbeitsbelastung bzw. auch des Theorie-Praxis-Transfers nachzugehen, finden sich passende Fragen im Themenleitfaden für die Gruppendiskussion (vgl. Anhang 2).

Elisabeth Donat rief schon 2010 dazu auf, den mobilen Bereich der Pflege in der quantitativen und qualitativen Forschung stärker zu berücksichtigen (vgl. Donat 2010: 124f.).

Das ist ein sicherlich längst notwendiger Schritt, betrachtet man die Präsenz der mobilen Betreuung im Pflege- und Gesundheitsbereich. In über 400 Seiten werden die einzelnen mobilen Dienste vom Bundesministerium für Arbeit, Soziales und Konsumentenschutz (BMASK) (2011) allein für die Regionen Wien, Niederösterreich und Burgenland aufgelistet.

In der vorliegenden Arbeit wird mit der dokumentarischen Methode noch ein relativ neuer Weg beschritten. Durch die Durchführung von Gruppendiskussionen und der Auswertung mit der dokumentarischen Methode wird eben diesem Mangel an Forschung Rechnung getragen. Ohne von vornherein Belastung oder unzureichende Ausbildung sowie strukturelle Schwierigkeiten durch die Organisation vorwegzunehmen, sollten die Erfahrungsräume der MitarbeiterInnen dargestellt werden. Ebenso mangelt es an *rekonstruktiver*[5] Forschung in Bezug auf Berufsgruppen. Ein herausragendes Werk im Kontext der dokumentarischen Methode und Berufsgruppen lieferte Peggy Szymenderski (2012) mit ihrer Arbeit über die Gefühlsarbeit im Polizeidienst. In 43 Interviews mit PolizistInnen analysierte sie die Typen des Umgangs mit situativen Gefühlsanforderungen.

Diesen Mangel an rekonstruktiver Forschung bezogen auf Berufsgruppen will die Forschungsarbeit ebenso entgegenwirken.

---

5   Operationalisierung Kapitel 3.1

2. Demenz

„Des is a Name i sog Demenz des is a Name; fria hots des a immer scho gem, jetzt homa einen Namen dazu und ah () und a Bladl Papier is immer sehr geduldig" (GD5: 110-112).[6]

Wohl kaum ein anderes Thema wird derzeit im Pflege-Bereich so stark diskutiert wie die Demenz. Aber auch im öffentlichen Raum wird Demenz immer stärker ein Thema, was sich vor allem an den Printmedien und der Filmlandschaft ablesen lässt. Im Bundesministerium ist man bemüht, Broschüren für die Allgemeinheit anzufertigen, die zum Thema Demenz informieren. 2015 ist der letzte „Österreichische Demenzbericht" für das Jahr 2014 erschienen, der die wesentlichsten Wissensbestände zum Thema Demenz zusammenfasst (Höfler et al. 2015). Aber die Flut an Information und Präsenz des Themas führt auch zu großen weiterführenden Fragen, wie Katja[7] in dem oben angeführten Zitat definitorisch in Frage stellt. Und dem Thema Demenz muss sich der Bereich der Pflege stellen.

Viele große österreichische Hilfseinrichtungen, sei es die Caritas der Erzdiözese Wien, die Caritas Socialis oder das Rote Kreuz, bieten spezielle Betreuung und Pflege für Personen mit Demenz an. Für diese Arbeit wesentlich sind einige grundlegende Basisdaten zum Thema Demenz sowie die Wissensbestände, die vordergründig von den TeilnehmerInnen der Gruppendiskussionen geteilt wurden.

Das dominante Wissen der TeilnehmerInnen bezieht sich auf die Stadien der Demenz sowie die Kommunikationsmethode Validation© (Feil, Klerk-Rubin 2013). Diese beiden Bereiche werden in eigenen Abschnitten genauer erörtert (vgl. Kap. 2.1.1 und 2.1.2).

Es muss angemerkt werden, dass der Begriff „Demenz(en)" offiziell in den Klassifikationen nicht mehr gebraucht wird. Vielmehr wird Demenz in der DSM „Diagnostic and Statistical Manual of Mental Disorders" (DSM)-5 Klassifikation der „American Psychiatric Association" (APA) unter dem Begriff „neurokognitive Störungen" subsumiert (vgl. APA 2013: 591). Auch im „International Classification of Diseases" (ICD)-11 wird der Begriff keine Verwendung mehr finden. Ein Vorteil dieser diagnostischen Einteilung dient unter anderem einem breiteren Verständnis neurokognitiver Störungen, in denen auch frühere Stadien von demenziellen Erkrankungen berücksichtig werden (vgl. Maier, Barnikol 2014: 566). Der Begriff „Demenz" wird in der Arbeit jedoch aufrechterhalten, da die neue Begrifflichkeit im deutschsprachigen Bereich noch nicht Einzug gehalten hat.

---

6 Standardisierte Übersetzung: Das ist nur ein Name „Demenz", früher gab es das auch schon und jetzt hat man einen Namen dazu. Ein Blatt Papier ist immer geduldig.
7 Die Namen der TeilnehmerInnen sind maskiert (vgl. Kap. 4.4).

2.1 Was ist Demenz?

Demenzen gelten als Syndrom in der Folge von Erkrankungen des Gehirns. Dabei kann unterschieden werden zwischen Beeinträchtigungen der kognitiven Fähigkeiten (Merkfähigkeit, Sprache, Handlungsabläufe etc.), Alltagsfertigkeiten und emotionaler Kontrollfähigkeit (vgl. BMG 2013: 201). Da Demenzen einen progressiven Verlauf nehmen, werden die Symptome in der Literatur oftmals in drei Stufen eingeteilt, oder aber auch in sieben Verlaufsstufen, wie sie im Reisberg-Modell (vgl. Reisberg et al. 1982: 1136ff.) zu finden sind. Es muss dabei immer darauf verwiesen werden, dass jeder Krankheitsverlauf individuell zu betrachten ist. Nicht nur der Verlauf der Krankheit ist davon abhängig, um welche Form der Demenz bzw. um welche auslösenden Faktoren es sich dreht, sondern auch um welche individuelle biographische Geschichte und deren Beeinflussung auf das Erscheinungsbild der Demenz es sich handelt (vgl. Sepandj 2015: 4).

„Demenzerkrankungen sind definiert durch den Abbau und Verlust kognitiver Funktionen und Alltagskompetenzen. Bei den zumeist progressiven Verläufen kommt es u.a. zu Beeinträchtigungen der zeitlich-örtlichen Orientierung, der Kommunikationsfähigkeit, der autobiographischen Identität und von Persönlichkeitsmerkmalen. Häufig ist das schwere Stadium der Demenz durch vollständige Hilflosigkeit und Abhängigkeit von der Umwelt charakterisiert" (DGPPN, DGN 2016: 10).

In den S3 Leitlinien „Demenzen" (systematische evidenz- und konsensbasierte Leitlinie) wird unterschieden zwischen Demenz bei Alzheimer-Krankheit, Vaskuläre Demenz, Gemischte Demenz, Frontotemporale Demenz, Demenz bei Morbus Parkinson und der Lewy-Körperchen Demenz (vgl. DGPPN, DGN 2016: 1).

Die Diagnose der unterschiedlichen Formen der Demenz ist äußerst komplex. Ebenso verhält es sich mit den Symptomen und Verläufen. Darauf einzugehen würde den Rahmen dieser Arbeit sprengen.

In den nächsten beiden Unterkapiteln werden die Stadien der Demenz mit ihren markantesten Symptomen sowie die Kommunikationsmethode der Validation© (Feil, Klerk-Rubin 2013) beschrieben.

2.1.1 Stadien der Demenz und Symptome

In der Literatur werden unterschiedliche Einteilungen zu den Stadien der Demenz vorgenommen. Klar ist jedenfalls, dass Demenzen einen fortschreitenden Verlauf haben und bestimmte Symptome auftreten, die als typisch gelten können. Ein bekanntes Instrument der Klassifikation und Diagnostik ist die sogenannte „Global Deterioration

Scale"© (GDS) (Reisberg et al. 1982), die der Arzt Barry Reisberg als Diagnoseinstrument zur Einschätzung kognitiver Veränderungen entwickelte.

- Keine kognitiven Einbußen sind erkennbar.

- Zweifelhafte kognitive Einbußen: Im Umfeld fallen die Defizite noch nicht auf, aber die betroffene Person bemerkt selbst, dass häufiger Dinge verlegt werden oder Namen entfallen.

- Geringe kognitive Leistungseinbußen: Eindeutige Defizite zeigen sich. Die Betroffenen sind nicht mehr so leistungsfähig, vergessen Namen von Bekannten und haben Wortfindungsstörungen.

- Mäßige kognitive Leistungseinbußen: Defizite im Erinnern und Defizite der Orientierung an unbekannten Orten und der Konzentration werden bemerkbar.

- Mittelschwere kognitive Leistungseinbußen: Ohne fremde Hilfe findet die PmD sich nicht mehr zurecht. Die Erinnerung wird weniger. Die Hilfe bei der körperlichen Pflege nimmt zu.

- Schwere kognitive Leistungseinbußen: Leichte kognitive Aufgaben können nicht mehr durchgeführt werden. Das Erinnern nimmt zunehmend ab, das Kurzzeitgedächtnis funktioniert kaum. Inkontinenz tritt verstärkt auf. Gefühls- und Persönlichkeitsveränderungen treten auf.

- Sehr schwere Leistungseinbußen: Diese Phase geht meist einher mit dem Verlust psychomotorischer Fähigkeiten. Z.B. die PmD kann nicht mehr alleine gehen. Es kommt oftmals zum Sprachverlust. Die PmD ist völlig auf fremde Hilfe angewiesen (vgl. ebd.: 1136ff.).

Oft trifft man auf eine dreigeteilte Einteilung, die auf den Werten des Diagnoseinstrumentes „Mini-Mental-State Examination" (MMSE) basiert. Das Stadium der Demenz ergibt sich je nach erreichter Punkteanzahl in leichte (MMSE: 21 bis 26 Punkte), mittelschwere (MMSE: 12 bis 20 Punkte) und schwere Demenz (MMSE: 0 bis 11 Punkte) (vgl. Sepandj 2015: 6f.).

Diese Dreiteilung ist es auch, die den TeilnehmerInnen der Gruppendiskussion bekannt ist. Die übersichtliche Einteilung findet sich beispielsweise im Demenzbericht 2014 (vgl. ebd.: 6f.) und bietet eine gute Zusammenfassung und auch Vereinfachung des Verlaufs und der Symptome demenzieller Erkrankungen.

2.1.2 Validation©

Validation© nach Naomi Feil ist eine Methode der Kommunikation, um mit Personen mit Demenz besser arbeiten zu können (vgl. Feil, Klerk-Rubin 2013: 53). Sie ist die bevorzugte Methode der Caritas Erzdiözese Wien in der Pflege demenziell erkrankter Personen. Diese Dominanz wird auch in den Gruppendiskussionen sichtbar.

Eine gelingende Kommunikation mit an Demenz erkrankten Personen ist die Grundvoraussetzung, um Beziehung zu der PmD aufzubauen und Pflege und Betreuung überhaupt erst zu ermöglichen. Es ist der Weg, um Personen mit Demenz in ihrer emotionalen Welt zu begegnen. Validation© nach Naomi Feil (ebd.) wird in vielen Betreuungseinrichtungen als Kommunikationsmethode eingesetzt, um Personen mit Demenz adäquat zu begegnen. Es besteht dabei die Annahme, dass alte desorientierte Personen im letzten Abschnitt ihres Lebens noch versuchen, unaufgearbeitete Erlebnisse ihres Lebens aufzuarbeiten. Validation© meint den emotionalen Zustand der Person als gültig zu erklären, diesen nicht zu be- oder verurteilen und sich mit verbalen und nonverbalen Kommunikationsmethoden in die emotionale Welt der Person hineinzuversetzen (vgl. ebd.: 53).

Validation© (ebd.) ist bei Weitem nicht der einzige Zugang zu Personen mit Demenz. Die Wahl der Methoden und Konzepte ist abhängig von der jeweiligen Organisation, die schließlich das Know-How der MitarbeiterInnen bestimmt. Hier muss kritisch angeführt werden, dass diese Konzentration auf eine Methode problematisch zu sehen ist. Wie bereits erläutert wurde, zeigen Demenzen höchst unterschiedliche Erscheinungsbilder (vgl. Kap. 2). Jede Organisation sollte zumindest mehrere Zugänge der Betreuung und Pflege von PmD zur Verfügung haben, um der Individualität der Personen Rechnung zu tragen.

Andere Schwerpunktsetzungen, um nur einige zu nennen, sind beispielsweise das psychosoziale Pflegemodell© nach Böhm (2009), die Mäeutik© nach Cora van der Kooij (2012) oder der personenzentrierte Ansatz© nach Tom Kitwood (2013).

Die Forscherin geht davon aus, dass Validation© auch die Sichtweise der TeilnehmerInnen der Gruppendiskussionen beeinflusste. Darum werden die Grundprinzipien der Validation© nach Naomi Feil hier angeführt:

- „Jeder sehr alte Mensch ist einzigartig und wertvoll.

- Mangelhaft orientierte und verwirrte alte Menschen werden so akzeptiert wie sie sind; wir sollten nicht versuchen sie zu verändern.

- Empathisches Zuhören schafft Vertrauen, reduziert Angstgefühle und stellt die Würde wieder her.

- Schmerzhafte Erinnerungen und Gefühle lassen nach, wenn sie ausgedrückt, anerkannt und von einem vertrauenswürdigen Zuhörer validiert werden.

- Das Verhalten sehr alter mangelhaft orientierter und verwirrter Menschen hat einen Grund.

- Das Verhalten mangelhaft orientierter oder verwirrter hochbetagter Menschen kann auf eines oder mehrere der folgenden Grundbedürfnisse zurückzuführen sein: [...].

- Wenn die verbalen Fähigkeiten nachlassen und das Kurzzeitgedächtnis versagt, kehrt früh erlerntes Verhalten zurück.

- Mangelhaft orientierte oder verwirrte ältere Menschen benutzen (in der Gegenwart) individuelle Symbole, die Personen, Dinge oder Begriffe aus der Vergangenheit repräsentieren, denen sie emotional verbunden sind.

- Mangelhaft orientierte und verwirrte alte Menschen leben auf verschiedenen Bewusstseinsebenen und zwar oftmals zur gleichen Zeit.

- Wenn die fünf Sinne schwinden, setzen mangelhaft orientierte und verwirrte Menschen ihre „inneren Sinne" ein. Sie sehen mit ihrem „geistigen Auge" und hören die Klänge aus der Vergangenheit.

- Ereignisse, Emotionen, Farben, Klänge, Gerüche, Geschmackseindrücke und Bilder lösen Emotionen aus, die wiederum ähnliche, in der Vergangenheit erlebte Gefühle wecken. Alte Menschen reagieren in der Gegenwart nicht anders, als sie es früher taten" (Feil, Klerk-Rubin 2013: 58f.).

Bisher wurden die Basisinformationen zu demenziellen Erkrankungen sowie der Validation© (vgl. ebd.: 53ff.) vermittelt. Im folgenden Kapitel werden die Rahmenbedingungen der mobilen Betreuung im Zusammenhang mit PmD beschrieben.

2.2 Demenz in der mobilen Pflege und die Rahmenbedingungen

Für die vorliegende Arbeit ist es notwendig die Herausforderungen und die Besonderheiten des mobilen Bereichs im Zusammenhang mit Demenz herauszuarbeiten. Um die Situation der MitarbeiterInnen zu verstehen, ist die Kenntnis der Rahmenbedingungen eine Voraussetzung.

Die Anforderungen an das Personal der mobilen Betreuung steigen mit dem Anspruch, kompetent zu betreuen und zu pflegen. Die unterschiedlichen Berufsgruppen, die in der Demenzbetreuung eingesetzt werden, sollten sich neben Fachwissen auch Fertigkeiten in folgenden Bereichen aneignen: Kommunikation und Demenz, Umgang mit schwierigen Betreuungssituationen, Empathievermögen[8], zeitgeschichtliches Wissen (für Biografiearbeit), Change-Management im Arbeitsprozess und Zusammenarbeit im multiprofessionellen Team (vgl. Prochobradsky et al. 2008: 14).

---

8 Operationalisierung Kapitel 6.1.4

Besonders im Umgang mit Demenz wird die Wichtigkeit des Eingehens auf individuelle Bedürfnisse bzw. Person-zentrierter Ansätze und damit der Beziehungsaufbau betont. Es ist die Basis, um jede weitere Betreuungs- und Pflegemaßnahme überhaupt unter Wahrung der Würde des Menschen durchführen zu können (vgl. Schneider, Deufert 2015: 73ff.). Es ist fraglich, inwieweit diese Anforderungen (Kommunikationsfähigkeit, Change-Management, Empathie, Teamwork etc.) im Rahmen der mobilen Betreuung überhaupt durchzuführen sind.

Die Einflussfaktoren, die teilweise als Unterscheidungskriterium zu stationären Einrichtungen gesehen werde können, werden durch drei Stränge dargestellt:

- Der strukturelle Rahmen

- Die Besonderheit der Demenz

- Die neuen Anforderungen an die Organisationen

Erstens sind die Besonderheiten des strukturellen Rahmens im extramuralen Bereich hervorzuheben. Vielfach wird genau dieser Umstand mit Belastungsmomenten für die Pflegepersonen in Verbindung gesetzt. Krenn bringt diesen Faktor sehr gut auf den Punkt und erklärt ihn folgendermaßen:

„Werden die Unwägbarkeiten, die sich aus dem Verhalten von alten Menschen im Zusammenhang mit Eigenheiten, Gewohnheiten oder Demenz für die Pflegearbeit ergeben, in stationären Einrichtungen durch deren Eingliederung und Einpassung in die Strukturen des Pflegebetriebs minimiert, so ist das in der mobilen Pflege nicht möglich" (Krenn 2003: 9).

Was Krenn hier anspricht muss ergänzt werden um die Tatsache, dass der wesentlichste Unterschied zur stationären Pflegeeinrichtung darin liegt, dass in der mobilen Pflege die Betreuung im Zuhause der betreuten Person stattfindet. In den Gruppendiskussionen zeigte sich dieses Thema vor allem in einem Akt des Eindringens, gleich einer/einem EinbrecherIn, in die intimsten Bereiche der Person (vgl. Kap. 6.1.1).

Andere wesentliche strukturelle Faktoren der mobilen Pflege sind unflexible oft knappe Zeitvorgaben, körperlich anstrengende Tätigkeiten (beispielsweise das Fehlen von Pflegebetten) inklusive Mobilität von Haus zu Haus und das Faktum auf sich allein gestellt zu sein. Für das gesamte Pflegepersonal kann auch festgestellt werden, dass es zumindest auf der Makroebene – Politik und Arbeitswelt – unter dem geringen gesellschaftlichen Prestige zu leiden hat (vgl. Krenn 2003: 92f.).

Daneben ist die Betreuung durch die noch fehlende Möglichkeit erschwert, Methoden und Therapien ausreichend anzuwenden. Die Umsetzung von Person-zentrierten Ansätzen wird in den unterschiedlichen Einrichtungen noch als unzureichend angesehen (vgl. Schneider, Deufert 2015: 75). Es ist anzunehmen, dass diese Problematik im mobilen Bereich, aufgrund der strukturellen Rahmenbedingungen, noch stärker anzutreffen ist.

Es ist bei Weitem aufwendiger im mobilen als im stationären Bereich Therapiemöglichkeiten zu nutzen, wie Ergotherapie, Logopädie, Diätologie etc. Auch Kommunikationsmethoden, wie etwa Validation© (Feil, Klerk-Rubin 2013), können schwer umgesetzt werden.

Neben diesen strukturellen Erschwernissen ist es aber zweitens die Besonderheit der demenziellen Erkrankung, die die mobile Betreuung außergewöhnlich macht. Es bezieht sich auf das Fortschreiten der Demenz, die Zunahme der Pflegebedürftigkeit und die Konfrontation mit der besonderen „Sprache" von PmD, die von den BetreuerInnen oftmals schwer oder nicht verstanden wird. Dazu kommen die Überforderungen und Erwartungen der Angehörigen (vgl. Krenn 2003: 87). Diese Erschwernisse finden sich durchaus nicht nur in der extramuralen Pflege. Sie können auch für den stationären Bereich genannt werden.

Um PmD zu verstehen und gut betreuen zu können, bedarf es einerseits MedizinerInnen, die die jeweilige Demenzform der/des Betroffenen erkennen und danach handeln (vgl. Kap. 2). Eine möglichst gelungene Behandlung und Betreuung der PmD ist stark von der richtigen Diagnose und Medikation abhängig. Andererseits benötigt es Pflegepersonal, das wiederum Wissen über die unterschiedlichen Diagnosen sowie damit einhergehende Symptome mitbringt. Es sollte soweit geschult sein und Hintergrundwissen anwenden können, um jede Person individuell und kompetent betreuen zu können.

Eine andere Schwierigkeit in der Versorgung von PmD besteht durch das oftmalige Fehlen einer demenzfreundlichen Umgebung. Viele demenziell erkrankte Personen, die von mobiler Pflege betreut werden, leben alleine. Für eine demenzfreundliche Umgebung braucht es ein gut funktionierendes soziales Netzwerk, mit dem das Pflegepersonal in Austausch tritt (vgl. Wild 2015: 85). Fehlt aber von vornherein dieses Netzwerk, reicht die mobile Betreuung oft nicht aus, um ein solches aufzubauen bzw. Ersatz dafür zu leisten. Beklagt wird vordergründig die knappe Zeitressource der mobilen BetreuerInnen, die die Beziehungsarbeit erschweren (vgl. Schniering 2016: 36). Dadurch kann die Person nur unzureichend kennen gelernt werden, und auch der Verlauf der Erkrankung kann nur peripher beobachtet werden. Die unflexiblen Einsatzzeiten sind durch rechtliche Auflagen beschränkt:

> „Derzeit werden aufgrund landesrechtlicher Vorgaben in der Regel nicht mehr als drei Stunden mobiler Pflege und Betreuung pro Klient/in und Tag erbracht. Die Alternative ist eine 24-Stunden-Betreuung. Dadurch kommt es entweder zu einer Über- oder Unterversorgung, da keine Zwischenstufen vorgesehen sind" (Wild 2015: 85f.).

Verhaltensweisen können dadurch nicht adäquat in Kontext gesetzt werden. Z.B. Weil sich diese oder jene Begebenheit zugetragen hat, darum verhält sich die betreute Person jetzt in dieser oder jener Weise. Diese Beobachtungen sind aber maßgeblich, um gut über den Menschen Bescheid zu wissen und die Informationen in die Pflege und Betreuung einzubauen. „Information", bzw. was die mobilen BetreuerInnen darunter verstehen, wird in den unterschiedlichsten Orientierungen im Ergebnisteil zur Sprache kommen.

Der letzte und dritte Einflussbereich betrifft neue Anforderungen an die Organisationen mobiler Pflege und Betreuung. Diesen hohen Erwartungen gerecht zu werden, versuchen nun auch immer stärker die Organisationen mobiler Betreuung.

Das „Competence Center Integrierte Versorgung" (CCIV) versuchte den Rahmen für eine „Integrierte Versorgung bei Demenz" ausführlich festzulegen (vgl. CCIV 2011: 29), wie bereits dargestellt wurde (vgl. Kap. 1).

Die Demenzstrategie „Gut Leben mit Demenz" arbeitete schließlich im Auftrag des BMASK „Wirkungsziele und Handlungsempfehlungen" aus. Diese sollten die Lebensqualität von Personen mit Demenz verbessern und integrierte Versorgung gewährleisten. Diese Handlungsempfehlungen sollten auf allen Ebenen (Bund, Länder und Gemeinden) für die EntscheidungsträgerInnen richtungsweisend sein (vgl. Juraszovich et al. 2015: 1). Die sieben Zielvorgaben und die damit verbundenen Handlungsempfehlungen sind umfassend formuliert und stellen hohe Ansprüche an die Organisationen:

- Teilhabe und Selbstbestimmung der Betroffenen sicherstellen
- Information breit- und zielgruppenspezifisch ausbauen
- Wissen und Kompetenz stärken
- Rahmenbedingungen einheitlich gestalten
- Demenzgerechte Versorgungsangebote sicherstellen und gestalten
- Betroffenenzentrierte Koordination und Kooperation ausbauen
- Qualitätssicherung und Qualitätsverbesserung durch Forschung (vgl. ebd.: III).

Alle genannten Punkte sind besonders auch für die ambulante Pflege von Bedeutung. Exemplarisch wird an dieser Stelle eines der Ziele herausgenommen. Das Ziel Nummer 5 beispielsweise, das die Versorgungsangebote sichern und gestalten soll (vgl. ebd.: 28), veranschaulicht unter anderem die teilweise etwas hochgesteckt anmutenden Erwartungen und Anforderungen:

> „Die Angebote der Versorgungskette von Gesundheitsförderung bis Palliativ Care sind niederschwellig, leistbar, bei Bedarf aufsuchend, multiprofessionell, aufeinander abgestimmt, kontinuierlich und individualisiert" (ebd.: 28).[9]

---

9   Anm. d. Verf.: fett gedruckt im Original

Wie sich diese neuen Anforderungen und die damit verbundene Spezialisierung der Organisationen auf die MitarbeiterInnen auswirken und auswirken werden, kann noch nicht hinlänglich beantwortet werden. Sicher ist jedoch, dass diese Fragen nur in Verbindung mit neuen Ausbildungsmodellen und der Frage nach dem Theorie-Praxis Transfer beantwortet werden können (vgl. Kap. 5.5 und 7.2).

Mobile Pflege erfüllt nach Betrachtung dieser drei Bereiche (struktureller Rahmen, Besonderheiten der Demenz, neue Anforderungen an die Organisationen) noch nicht die nötigen Voraussetzungen, um PmD gut zu versorgen.

Nichtsdestotrotz kann die Betreuung und Pflege zuhause als eine unentbehrliche Ressource gesehen werden. Es ist der Wunsch der meisten älter werdenden Menschen, im gewohnten Umfeld betreut und gepflegt zu werden. Der eigenen Wohnung, dem eigenen Haus wird damit der Vorzug vor einer institutionellen Einrichtung gegeben. Besonders in der Demenz kann das Zuhause einen wesentlichen Beitrag dazu leisten, Erinnertes zu empfinden und dadurch positiv (wie auch negativ) stimuliert zu werden. Positiv Erinnertes kann wesentlich zur Stabilisierung, Orientierung und zum Wohlbefinden demenziell erkrankter Personen beitragen. Vor allem dann kann diese Ressource genutzt werden, wenn es sich dabei um die Wohnung oder das Haus handelt, in dem die betroffene Person von Kindheit an gern gelebt hat. Diesen Zugang zu nutzen, ist auch Aufgabe der mobilen BetreuerInnen. Das Zuhause bietet das gewohnte Umfeld und schafft Strukturen. Das Zuhause prägt und formt den gewohnten Tagesablauf, steht für Lebensraum und persönliche Beziehungen, für Lebensziele und Aktivitäten und für Vertrautheit (vgl. Wild 2015: 81f.).

Viele dieser angeführten Tatbestände finden in der einen oder anderen Art ihren Niederschlag in den Ergebnissen der vorliegenden Arbeit. In diesen (vgl. Kap. 5 und Kap. 6) werden daher auch Rückbezüge zu den hier dargestellten Besonderheiten der mobilen Pflege hergestellt.

3. Theorie und Methode

3.1 Rekonstruktive Methoden

Die in dieser Arbeit gewählte dokumentarische Methode zählt in den empirischen Wissenschaften zu den rekonstruktiven Verfahren. Das oberste Ziel dieser Verfahren ist es die Wirklichkeit zu rekonstruieren. Rekonstruktive Methoden versuchen im Gegensatz zu hypothesenprüfenden Methoden auf Ergebnisse induktiv zu schließen. Das bedeutet für die Forschungspraxis, dass das Forschungssetting möglichst wenig durch die Eingriffe der Forschenden beeinflusst wird (vgl. Bohnsack 2014: 15ff.; Bohnsack et al. 2011: 140f.). Ein offenes Verfahren, wie es beispielsweise auch im narrativen Interview oder in der teilnehmenden Beobachtung stattfindet, überlässt den beforschten Subjekten die Struktur der Untersuchung, damit diese sich frei und kreativ entfalten können (vgl. Bohnsack 2014: 21ff.).

Ralf Bohnsack, auf den sich die Arbeitsweise der Forscherin vorwiegend bezieht, schloss in seinen Überlegungen an die methodologische Herangehensweise Karl Mannheims an. Mit seiner Wissenssoziologie begründete er im Widerstreit gegen rein naturwissenschaftliche Erkenntnisverfahren einen Zugang zu empirischer Erkenntnis. Im Vordergrund steht die Gegenüberstellung von hypothesenprüfenden und rekonstruktiven Verfahren und nicht die Unterscheidung qualitativ versus quantitativ. Die Methode sieht sich demnach als Verbindungsstück zwischen subjektivistischen Herangehensweisen, wie es oftmals den qualitativen Forschungen zugeschrieben wird, und objektiven Zugängen, wie es den quantitativen Forschungen zuerkannt wird (vgl. Przyborski, Wohlrab-Sahr 2008: 274).

In den Mittelpunkt rückt damit die Forschungspraxis. Das reflexive Verhältnis zwischen ForscherIn und dem Feld ist wesentlich im gesamten Forschungsprozess. Zunächst stellt sich die Frage, wie es möglich ist, *„von besonderen Sätzen auf allgemeine Sätze, auf Hypothesen oder Theorien – von unten nach oben, also induktiv – zu schließen?" (Bohnsack 2014: 15).*

Die Umkehrung hypothesenprüfenden Verfahren zu interpretativen oder rekonstruktiven Verfahren soll ebenso die methodische Kontrolle erzielen. Dafür muss die Methode kritisch betrachtet auch den Gütekriterien standhalten, die in den empirischen Wissenschaften ohnedies einen wunden Punkt darstellen. Vielfach lautet die Kritik, Erkenntnisse seien nicht nachvollziehbar und subjektive Beobachtungen könnten nicht wissenschaftlich generiert werden. Bohnsack bespricht in seinem Werk „Rekonstruktive Sozialforschung" dieses Thema ausführlich (vgl. Bohnsack 2014: 16ff., 191ff.).

Die Forscherin fasst an dieser Stelle das Wesentlichste zur Haltbarkeit der Güte zusammen: Objektivität sieht Bohnsack gesichert durch die Überprüfbarkeit der Interpretationsschritte. Die Öffentlichkeit sollte uneingeschränkt die Möglichkeit haben, Kritik an der Forschung zu üben. Je genauer der Forschungsprozess reproduzierbar ist, umso größer die Zuverlässigkeit (Reliabilität). Die Gültigkeit wiederum (Validität) erreicht die rekonstruktive Forschung, im Gegensatz zu anderen empirischen Methoden, nicht durch Vorstrukturieren und Standardisieren – methodisch kontrolliertes Fremdverstehen –, sondern durch möglichst wenig Intervention durch die Forschenden. Die Gültigkeit sieht Bohnsack gegeben in der Rekonstruktion aller Relevanzsysteme, die der Erforschten ebenso wie die der Forschenden. Das wiederum geschieht nur, wenn die Erforschten ihre Systeme zuerst frei entfalten können (vgl. ebd.: 22).

Die dokumentarische Methode bietet schließlich das Rüstzeug, um die Alltagspraxis und die kollektiven Zusammenhänge darzustellen (vgl. Przyborski, Wohlrab-Sahr 2008: 271), welche in dieser Arbeit für Gruppendiskussionen angewendet wird.

Die Grundelemente der dokumentarischen Methode, des Gruppendiskussionsverfahrens sowie der Forschungspraxis werden in den folgenden Kapiteln kompakt beschrieben. In den jeweiligen Kapiteln werden sie in den praktischen Forschungskontext gesetzt.

3.2 Die dokumentarische Methode

Ralf Bohnsack sieht die dokumentarische Methode in der Tradition von drei theoretisch-methodischen Zugängen:

* Der Ethnomethodologie verbunden mit dem Namen Harold Garfinkel (2014) und seinem erstmals 1967 erschienenen Werk „Studies in Ethnomethodology".

* Der praxeologischen Kultursoziologie in der Tradition von Bourdieu und seinem Konzept des Habitus (vgl. Bourdieu 1993: 98f.)

* Und der von Karl Mannheim (1980) und seiner praxeologischen Wissenssoziologie (vgl. Bohnsack 2012: 120).

Alle drei theoretisch-methodischen Zugängen haben eines gemeinsam: Sie suchen nach Zugängen zur alltäglichen Praxis menschlichen Handelns und deren Wirklichkeit. Diesen Anspruch hat Bohnsack in Anlehnung an die oben genannten Traditionen in der dokumentarischen Methode weiterentwickelt. Ihren Anfang nahm die dokumentarische Methode in der Jugendforschung, findet aber heute breite Anwendung (vgl. Przyborski, Wohlrab-Sahr 2008: 271f.).

In Bohnsacks Werk „Rekonstruktive Sozialforschung", erstmals erschienen 1991, stellt er detailliert Wissenschaftstheorie und Anwendung der dokumentarischen Methode vor allem in Bezug auf die Gruppendiskussion dar (Bohnsack 2014). Ebenso wurde die Arbeitsweise der dokumentarischen Methode anschaulich von Aglaja Przyborski und Monika Wohlrab-Sahr (vgl. 2008: 271ff.) dargestellt.

Die dokumentarische Methode folgt folgenden Prinzipien, die schließlich in der Forschungspraxis ihren Niederschlag finden:

- Unterscheidung zwischen immanenten (innewohnenden) und dokumentarischen Sinngehalt:

Immanente Sinngehalte sind auch ohne Entstehungszusammenhang zu erfassen. Die Forschenden bleiben hier auf der Ebene des „Was", wie es in der formulierenden Interpretation realisiert wird. Hingegen ist der dokumentarische Sinngehalt nur durch seinen Entstehungszusammenhang zu begreifen. Hier geht es demnach um die Genese eines Sinngehaltes (vgl. Przyborski, Wohlrab-Sahr 2008: 277f.)

- Einklammerung des Geltungscharakters:

Die/der ForscherIn fragt nicht danach, ob ein Sinngehalt wahr oder falsch ist, sondern klammert ihn ein. Es geht nicht darum, ob eine Darstellung inhaltlich der Wahrheit entspricht, sondern welche Orientierungen sich anhand dieser Darstellungen finden lassen (vgl. Bohnsack 2014: 65).

- Der *konjunktive Erfahrungsraum:*

Dieser Begriff von Karl Mannheim verdeutlicht, wie sich durch Handlung und Kommunikation Erfahrungsräume – fundamentale Hintergründe des Erlebens – zwischen Menschen automatisch vollziehen. Geleitet werden Menschen dabei von atheoretischem Wissen.

„Der Dritte gerät in eine spezifische existentielle Beziehung zu mir und zum anderen, und nimmt im Zusammenleben auch unserer beiden Beziehung soweit wie möglich auf. […]; er nimmt teil an unserem Erfahrungsraume und bildet sich dadurch allmählich einen erweiterten, durch uns drei fundierten Erfahrungsraum. Dieser Erfahrungsraum ist bereits nach außen abgeschlossen, für andere nur noch in den Oberflächenerscheinungen zugänglich, […]" (Mannheim 1980: 215f.).

Der Erfahrungsraum ist also abhängig von der Perspektive, welche die/der ForscherIn einnimmt. Denn jeder Raum braucht eine/einen BetrachterIn. Um die Perspektiven möglichst vielfältig einnehmen zu können, ist im Forschungsprozess die Bearbeitung von unterschiedlichem Datenmaterial notwendig.

Mannheim unterscheidet auch zwischen Verstehen und Interpretieren, was sich in konjunktiver versus kommunikativer Erfahrung ausdrückt. Personen, die einen Erfahrungsraum teilen, verstehen einander unbewusst. Darauf gründet die konjunktive Erfahrung, die sich wechselseitig kommunikativ im Diskurs vollzieht (vgl. Bohnsack 2014: 61). Den Begriff der Konjunktion setzt Bohnsack in Anlehnung an Mannheim in Kontrast zur Distinktion. Das Konjunktive streicht die Gemeinsamkeit der Erfahrungsräume heraus. Es bestimmt die alltägliche Handlungspraxis (vgl. Bohnsack 2014: 69; Bohnsack et al. 2010: 12).

- Atheoretisches Wissen:

Wie schon Bourdieu mit seinem Konzept des Habitus (vgl. Bourdieu 1993: 98f.) geht auch Mannheim davon aus, dass die menschlichen Denkstrukturen von atheoretischem Wissen geleitet werden, die dem Individuum selbst nicht bekannt sind. Sie sind gleichsam in den Körper und in die Handlungspraxis eingeschrieben. Im Diskurs zeigen sich die Denkstrukturen in einer typischen Gestalt. Im Dokument, bezogen auf Gruppendiskussionen, wird dies in der besonderen Performanz sichtbar. Im Forschungsschritt der *sequenziellen Analyse*[10] steht diese Performanz im Zentrum (vgl. Bohnsack 2014: 33ff.; Przyborski, Wohlrab-Sahr 2008: 280.).

Die typische Gestalt herauszufinden, ist die Intention der Forschung. An dieser Stelle sollte auch der *Typusbegriff* einer Operationalisierung unterzogen werden. Auf die Vorgehensweise der Generierung einer *Typik* und in weiterer Folge auf die Abgrenzung zur *Typologie* wird an späterer Stelle noch genauer eingegangen (vgl. Kap. 6). Typik und Typus werden in der Arbeit synonym verwendet. Der Begriff „Typus", wie er hier gebraucht wird, lehnt sich an die Konzepte von Max Weber und seine Interpretation des Idealtypus an. Dieser stellt ein Bindeglied dar zwischen Theorie und Empirie:

> „[...] er bezieht sich auf reale empirische Phänomene, beschreibt sie aber nicht einfach, sondern übersteigert einige ihrer Merkmale, um zu einem Modell sozialer Wirklichkeit zu gelangen" (Kelle, Kluge 2010: 83).

Im folgenden Kapitel werden grundlegende theoretische Ansätze des Gruppendiskussionsverfahrens erläutert.

3.3 Die Gruppendiskussion nach Bohnsack

Gruppendiskussionen finden immer häufiger Verwendung in unterschiedlichen Kontexten. Vor allem in der Marktforschung hat man den ökonomischen Faktor der Zeitgewinnung für sich entdeckt, d.h. man möchte möglichst viele Personen in relativ kurzer Zeit in einer Interviewsituation erreichen. Oftmals ist in diesem Zusammenhang die Rede von einem Gruppeninterview (vgl. Bohnsack 2014: 107f.). Die Forscherin hat sich bewusst für den Begriff Gruppendiskussion entschieden, da das Erhebungsinstrument keinen Interviewcharakter aufweist.

---

10 Operationalisierung Kapitel 4.5

Das Gruppendiskussionsverfahren in Verbindung mit der dokumentarischen Methode stellt die Rekonstruktion des Diskurses in den Mittelpunkt. Gesucht werden jene Erfahrungsräume, die auf der Sinnebene nicht unmittelbar augenscheinlich sind. Im Gegensatz zum Einzelinterview geht es in der Gruppendiskussion nicht darum, einzelne Meinungen zu isolieren, sondern kollektive Meinungen zu rekonstruieren. *„Das Zauberwort heißt also Kontext[11]"* *(ebd.: 23)*. In Gruppendiskussionen werden die TeilnehmerInnen im unmittelbaren Kontext zueinander gesetzt. Sie befinden sich in einer Atmosphäre, wie es auch typisch für ihren normalen Alltag wäre bzw. sein könnte. In dieser Konstellation bilden Gruppen nun ihre üblichen sprachlichen Muster, die es ermöglichen, an diesen kollektiven Erfahrungen teilzunehmen (vgl. ebd.: 23). Von Gruppendiskussionen im Gegensatz zu Gruppeninterviews kann nur gesprochen werden,

> [...] wo die methodologische Bedeutung von Interaktions-, Diskurs- und Gruppenprozessen für die Konstitution von Meinungen, Orientierungs- und Bedeutungsmustern in einem zugrunde liegenden theoretischen Modell[12] verankert ist" (Bohnsack 2013: 205).

Maßgebend ist die Gruppe als solche, da die kollektiven Meinungen bereits vorhanden sind. Erst in der Diskussion und in der darauffolgenden reflexiven Dokumentation werden diese artikuliert. Werner Mangold meint dazu, dass es um Verbindungen von Gruppen geht und die darin vorherrschenden Meinungen, die durch das wechselseitige Produzieren den kollektiven Diskurs entstehen lassen (vgl. Mangold 1960: 49, zit.n. Bohnsack 2014: 109).

Ob ein solcher gemeinsamer Erfahrungsraum existiert, wird erst im Laufe des Forschungsprozesses sichtbar gemacht und kann nicht vor Beginn einer Forschung unterstellt werden (vgl. Bohnsack, Przyborski 2010: 246).

Da es in dieser Arbeit nicht um die Erhebung von Inhalten zu Sachverhalten geht, sondern um die basale Frage, welches sind die konjunktiven Erfahrungsräume der MitarbeiterInnen mit Personen mit Demenz, ist die Gruppendiskussion nach der dokumentarischen Methode das Analyseinstrument erster Wahl. Die Methode ist geeignet, um die Diskurse offen zu legen, die in der Gruppe der MitarbeiterInnen bestehen, bzw. um die kongruenten bzw. auch die nicht gemeinsamen Erfahrungsräume zu finden, die die MitarbeiterInnen erleben und die aktiv in die Arbeitswelt einfließen.

In der Sozialforschung geht es vielfach um Milieustudien. Unter „Milieu" ist eine gemeinsame Lebenswelt von Menschen zu verstehen, die ein ähnliches Schicksal, eine gemeinsame Geschichte oder ähnliche Sozialisationsmuster aufweisen (vgl. Bohnsack 2014: 114). In der vorliegenden Forschungsarbeit bilden die MitarbeiterInnen aus dem Arbeitskontext mobile Pflege eine milieutypische Gruppe. Der Ablauf der Gruppendis-

---

11 Anm. d. Verf.: „Kontext" = kursiv gedruckt im Original
12 Anm. d. Verf.: „theoretischen Modell" = kursiv gedruckt im Original

kussionen in Anlehnung an die Prinzipien rekonstruktiver Verfahren wird in Kapitel „Durchführung der Gruppendiskussionen" (vgl. Kap. 4.4) dargestellt.

3.4 Forschungspraxis und Forschungsdesign der dokumentarischen Methode

Im Mittelpunkt des Forschungsprozesses der dokumentarischen Methode steht die rekonstruktive Beziehung zum Gegenstand. Gesucht werden kollektive Erfahrungsmuster, die sich möglichst ohne Beeinflussung der ForscherInnen zeigen sollten (vgl. Bohnsack 2014: 34).

In diesem Kapitel wird die Forschungspraxis, wie sie in Gruppendiskussionen nach der dokumentarischen Methode empfohlen wird, kurz dargestellt. Die genaue Ausformulierung erfolgt in den jeweiligen Kapiteln, die den Forschungsprozess veranschaulichen.

In der formulierenden Interpretation verschafft sich die/der ForscherIn einen ersten Überblick über das Material und untergliedert diese in Themenüberschriften, wie sie in der Tonaufzeichnung der Reihe nach auftreten. Dieser Schritt dient dazu, ein Gefühl für das Material zu erhalten. Ausgewählte Passagen werden schließlich einer Feingliederung in Oberthemen und Unterthemen unterzogen. In der Sequenzanalyse treten die *Orientierungen* der Gruppe in den Vordergrund. Orientierungen sind jenes konjunktive Wissen, das nur über die Dramaturgie des Diskurses ersichtlich wird, und darüber auch den Forschenden Einblicke gewährt. Ebenso könnte der Begriff Orientierung mit habituellen Wissen gleichgesetzt werden. Die Sinnebene wird in der Sequenzanalyse verlassen. In diesem Schritt der Interpretation sucht man nach den Orientierungen im Orientierungs*rahmen*. Der Rahmen ist die diskursive Umgebung, in der ein Thema behandelt bzw. abgearbeitet wird (vgl. Bohnsack 2014: 53).

Der Rahmen einer Orientierung ist begrenzt von positiven und negativen *Horizonten*. Positive Gegenhorizonte sind jene Bereiche, die die Beforschten anstreben, die sie erreichen oder aber auch aufrechterhalten wollen. Negative hingegen sind Positionierungen, von denen sich die TeilnehmerInnen abgrenzen. Negative und positive Gegenhorizonte und deren Enaktierung zeigen damit die Konturen eines Rahmens an, innerhalb dessen ein Thema bearbeitet wird (vgl. ebd.: 136ff.). Die Enaktierung zeigt wiederum die Umsetzung der Orientierungen in der Alltagspraxis an (vgl. ebd.: 138).

> „Zwischen diesen Komponenten bzw. innerhalb dieses Rahmens ist die von diesem Erfahrungsraum getragene Orientierungsfigur gleichsam aufgespannt" (ebd.: 138).

Vereinfacht ausgedrückt geht es um die Feststellung des Anfangs und des Endes einer Passage und der Entschlüsselung der Passage durch die Orientierung.

Wie eine solche Orientierung und nicht *was* produziert wird, ist maßgeblich. In der Fallbeschreibung werden die Dramaturgie des Diskurses und die Orientierungen verdichtet. Sie bilden die Grundlage der Typenbildung (vgl. Kap. 6). Diese dient der Generalisierung der Ergebnisse, wobei hier einerseits der Fallvergleich und andererseits die Vernetzung der existenziellen Hintergründe der DiskutantInnen herangezogen werden (vgl. Bohnsack 2014: 136ff.).

Die „Komparative Methode" ist ebenso ein wichtiges Element für das rekonstruktive Verstehen. Der gesamte Forschungsprozess wird von unterschiedlichen Vergleichshorizonten durchlaufen. Zu Beginn der Forschung sind dies noch die eigenen Erfahrungen der Forschenden, die immer dichter mit empirischem Material unterlegt werden. Die perspektivische Vielfalt erweitert sich nach und nach durch die Analyse der Diskurse. Würde es sich dabei nur um einen Fall handeln, wäre auch die Perspektive nur einfältig. Maßgebend im Zuge der Rekonstruktion ist, möglichst viel empirisches Material heranzuziehen und die Fälle zu vergleichen. Das *Tertium Comparationis*, das vergleichende Dritte, ist vorerst das Thema. Im nächsten Schritt der Typenbildung verändert sich das Tertium Comparationis zur abstrahierten Orientierungsfigur, die nunmehr in ihrer Mehrdimensionalität verglichen wird (vgl. Nohl: 2008: 54ff.; Przyborski, Wohlrab-Sahr 2008: 296f.). Zu Beginn der Forschung folgt der Vergleich dem Prinzip des minimalen Kontrasts (Suche nach thematisch ähnlichen Passagen), im Zuge der Ausdifferenzierung der Orientierungen und Typenbildung dem maximalen Kontrast (Suche nach Abgrenzung und Überlagerung einer Typik) (vgl. Przyborski, Wohlrab-Sahr 2008: 299).

In den folgenden Kapiteln werden zunächst der Feldzugang sowie die gesamten Arbeitsschritte in Anlehnung an die Methode dargestellt. Danach werden die Ergebnisse (vgl. Kap. 5 und Kap. 6) präsentiert.

4. Empirischer Teil – Feldzugang

4.1 Feldzugang und Durchführung

In diesem Kapitel werden die gesamte Forschungspraxis ab der Themenfindung über die intensive Vorbereitungsarbeit für die Gruppendiskussion sowie die organisatorischen Schritte bis hin zur Ergebnisauswertung dargestellt.

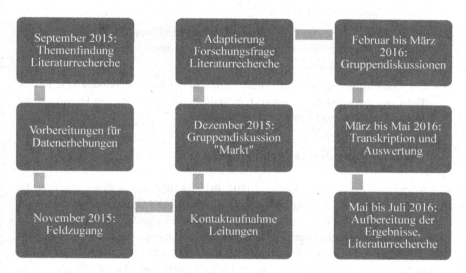

Abbildung 1: Eigene Darstellung: Arbeitsschritte bis zur Fertigstellung der Arbeit

4.2 Die Rolle der Forscherin

Wie bereits angeführt (vgl. Kap. 1.2), entwickelte sich die Idee dieser Arbeit durch die Mitwirkung der Forscherin als Multiplikatorin im Projekt „Kompetent im Umgang mit Demenz". Hierin liegt auch der Feldzugang begründet, der hier kritisch beleuchtet werden sollte.

Da zu Beginn die Fragestellung eine andere war und stärker auf ein Sichtbarmachen von Instrumenten für MultiplikatorInnen abzielte, wurden für die Gruppendiskussionen die Pilotstationen im mobilen Bereich ausgewählt, die am Projekt „Kompetent im Umgang mit Demenz" teilnahmen. Alle fünf Pilotstationen wurden berücksichtig. Pro Sozialstation wurde eine Gruppendiskussion abgehalten.

Dass die Forscherin selbst als Demenz-Multiplikatorin tätig ist, erforderte eine noch stärkere Auseinandersetzung mit der Rolle der Forscherin. Die Perspektive der Forscherin musste kritisch hinterfragt und beleuchtet werden. Folgende Punkte sind dabei relevant:

- Die Forscherin war in allen Gruppendiskussionen bemüht, als Forscherin aufzutreten und Verbindungen mit der Caritas Erzdiözese Wien nicht explizit zu betonen.

- Die Forscherin war in allen Gruppendiskussionen bemüht, die Prinzipien der Leitung von Gruppendiskussionen, wie sie Ralf Bohnsack (vgl. 2014: 225ff.) beschreibt, einzuhalten (vgl. Kap. 4.4).

- Um die Rolle der Forscherin in den einzelnen Gruppendiskussionen nachvollziehbar zu machen, wurden Protokolle angelegt, die in der Auswertungsphase berücksichtigt sind (vgl. P 1-5).

- Jede Passage, die ausgewertet wurde, enthält in der Fallbeschreibung eine Rubrik „Rolle der Forscherin", um darüber zu reflektieren, inwieweit die Forscherin die Gruppe beeinflusste (vgl. gesamte F Dokumente).

4.3 Rekrutierung der TeilnehmerInnen

Die Rekrutierung der TeilnehmerInnen (HH, PH und DGKS/DGKP) erfolgte über die jeweiligen Sozialstationen. Der erste Schritt war die Kontaktaufnahme mit der betreffenden Leitung der Region Wien und Niederösterreich. Es ging hierbei vor allem um die Bitte, die Gruppendiskussionen als Dienstzeit zu genehmigen. Nachdem diese Genehmigung vorlag, kam es zur Vorstellung der Forscherin bei den zuständigen Regionalleitungen und Pflegedienstleitungen. Diese wiederum instruierten die betreffenden LeiterInnen, um die Forscherin bei der Findung von TeilnehmerInnen und einem geeigneten Durchführungstermin zu unterstützen. Der Rekrutierungsprozess auf den einzelnen Sozialstationen gestaltete sich schließlich individuell. Die Forscherin fragte um einen Termin für die Gruppendiskussion auf der Sozialstation mit der Bitte, TeilnehmerInnen zusammenzustellen, die wenn möglich männlich und weiblich sind, sich in der Anzahl zwischen 4 und 5 TeilnehmerInnen bewegen und gemischte Berufsgruppen aufweisen. Letzteres vor allem deswegen, weil vor Beginn der Forschung die Annahme bestand, dass es möglicherweise Unterschiede der Erfahrungsräume zwischen den Berufsgruppen gibt. Den LeiterInnen der Stationen oblag demnach die Auswahl der TeilnehmerInnen. Auf diese Auswahl hatte die Forscherin keinerlei Einfluss mehr, was auch dem Prinzip einer rekonstruktiven Forschung gerecht wird. Nach welchen Gesichtspunkten die TeilnehmerInnen ausgewählt wurden, ist der Forscherin nicht bekannt.

Nachdem die Teilnehmenden der Forscherin namentlich mitgeteilt wurden, sendete die Forscherin jeder/jedem TeilnehmerIn ein Einladungsblatt per E-mail (vgl. Anhang 1).

Die GD 1 bildete in einer Hinsicht eine Ausnahme, da die Forscherin auf derselben Sozialstation beruflich tätig ist. Diese Gruppendiskussion war terminlich als erste angesetzt und diente auch der Überprüfung des Erhebungsmaterials. Die Teilnehmenden wurden von der Forscherin gemeinsam mit der Stationsleitung rekrutiert. Dabei war oberstes Kriterium die terminliche Abstimmung der TeilnehmerInnen. Da die Gruppendiskussionen allesamt als Dienstzeit angerechnet wurden, ging es darum, welche MitarbeiterInnen an bestimmten Tagen im Dienst sind und welche nicht.

War die Forscherin zwar den TeilnehmerInnen der GD1 bekannt und lässt sich so auch ein stärkerer Eingriff der Forscherin in die Ergebnisse erwarten, so zeigte sich nach Sichtung des gesamten Materials dennoch, dass alle fünf Gruppendiskussionen starke thematische Ähnlichkeiten sowie auch einen ähnlichen Verlauf aufweisen, und dass auch die GD1 sich im Diskurs sehr frei entfaltete. In dieser Hinsicht bildete die erste Gruppendiskussion trotz ihres Versuchsstatus keine Ausnahme.

Wie bereits erläutert (vgl. Kap. 4.2), wurde auf jeder Pilotstation des Projektes „Kompetent im Umgang mit Demenz" je eine Gruppendiskussion abgehalten. Im folgenden Kapitel wird die präzise Vorgehensweise des Abhaltens der Gruppendiskussion dargestellt.

4.4 Durchführung der Gruppendiskussionen

Die nachstehende Tabelle (vgl. Tab. 3) bietet einen Überblick über die TeilnehmerInnen (maskiert), die Anzahl der TeilnehmerInnen sowie das Geschlecht (f/m). Ort und Datum werden in der Tabelle aufgrund der Anonymität nicht angegeben (vgl. Tab. 3). Die Gruppen werden aufgrund einer besseren Lesart im Fließtext mit Namen versehen. Die TeilnehmerInnen werden gemäß der dokumentarischen Methode maskiert. Sie erhalten Vornamen, die für die Forscherin eine Ähnlichkeit zu ihren wahren Namen zulassen, aber keinen Bezug zu den TeilnehmerInnen für die LeserInnen zulassen. Ebenso verhält es sich mit den erdachten Gruppen-Bezeichnungen sowie mit den Namen von betreuten Personen[13] (vgl. Bohnsack 2014: 254f.).

---

13   Die Namen der betreuten Personen sind nicht in der Tabelle angeführt.

TeilnehmerInnen Gruppendiskussion 1 „Gruppe Markt"	Berufsgruppe	TeilnehmerInnen Gruppendiskussion 2 „Gruppe Fisch"	Berufsgruppe
A1f Christiane	PH	A2f Anita	HH
B1m Andreas	DGKP	B2f Ursula	PH
C1m Oliver	HH	C2f Aida	PH
D1f Claudia	HH	D2f Amaya	DGKP
		E2f Jasmina	DGKP

TeilnehmerInnen Gruppendiskussion 3 „Gruppe Brot"	Berufsgruppe	TeilnehmerInnen Gruppendiskussion 4 „Gruppe Zucker"	Berufsgruppe
A3f Romana	PH	A4f Elfriede	HH
B3f Anna	DGKS	B4m Rainer	HH
C3f Tereza	DGKS	C4m Michael	PH
D3f Stana	HH	D4f Birgit	HH

TeilnehmerInnen Gruppendiskussion 5 „Gruppe Salz"	Berufsgruppe
A4f Katja	HH
B5f Elena	DGKS
C5f Ricarda	PH
D5f Magdalena	HH

Tabelle 3: Gruppendiskussionen und TeilnehmerInnen maskiert, eigene Quelle

Bohnsack gibt für die Durchführung von Gruppendiskussionen, die einer rekonstruktiven Analyse unterzogen werden, folgende Prinzipien (vgl. Bohnsack 2014: 225ff.) vor, die hier anhand der praktischen Durchführung der vorliegenden Forschung dargestellt werden.

Die gesamte Gruppe wird adressiert durch die Intervention der Forscherin. Möglichst vage Vorgaben von Themen und Fragestellungen sollten die Diskussion nicht in eine bestimmte inhaltliche Richtung lenken. Das wiederum sollte die Gruppe animieren, sich frei in der Diskussion zu entwickeln.

Die Gruppendiskussionen folgten einem präzisierten Moderationsleitfaden. Zu Beginn stellte die Forscherin sich und die Assistentin (bei GD 1,2 und 4 war die Assistentin anwesend) vor, erklärte den ungefähren Ablauf, teilte die Einverständniserklärung (vgl. Anhang 4) aus und erörterte diese. Danach bat die Forscherin um Erlaubnis, das Aufnahmegerät einschalten zu dürfen, und startete mit einer kurzen Einleitung darüber, dass Demenz ein immer stärker werdendes Thema in der mobilen Pflege wird. Daraufhin erklärte die Forscherin, dass die TeilnehmerInnen der Sozialstation ausgewählt worden sind, da sie Teil des Pilotprojektes „Kompetent im Umgang mit Demenz" sind, in dessen Zusammenhang die Masterarbeit einzuordnen ist. Schließlich folgte die Einstiegsfrage, die folgendermaßen lautete:

„Ich würde Sie bitten zu erzählen, was Sie brauchen, *um* in Zukunft Personen mit Demenz gut und professionell pflegen zu können."

Die Einstiegsfrage entspricht nicht völlig dem rekonstrukiven Kriterium der Vagheit. Sie impliziert, dass es möglicherweise Probleme im Umgang mit PmD gibt. Allerdings generierte diese Einstiegsfrage äußerst eigenständige Diskussionen mit vielen szenischen Darstellungen. Das wiederum entspricht der rekonstruktiven Methode, weshalb die Einstiegsfrage in allen Gruppendiskussionen beibehalten wurde. Außerdem ist es notwendig, zumindest die Einstiegsfrage zu standardisieren, um die Vergleichbarkeit der unterschiedlichen Gruppendiskussionen zu ermöglichen (vgl. Bohnsack 2013: 213).

Drei der fünf Gruppendiskussionen (Markt, Fisch und Zucker) waren auf zwei Stunden angesetzt. Nach circa einer Stunde erfolgte eine Pause. Die Zeit nach der Pause war als Phase des Nachfragens gedacht. Für die Gruppen Brot und Salz waren jeweils eineinhalb Stunden Diskussionszeit ohne Pause anberaumt. Auch bei diesen war die Nachfragephase circa für eine halbe Stunde geplant.

Die Forscherin musste sich vor allem in der Auswertung des Materials kritisch mit der eigenen Moderation auseinandersetzen. Dabei wurden sowohl die Protokolldokumente der Assistentin und der Forscherin als auch die Transkript-Dokumente herangezogen. Die folgenden Kriterien wurden einer kritischen Analyse unterzogen (vgl. Tab. 4), um die Rolle der Forscherin in die Arbeit miteinzubeziehen bzw. den Forschungsprozess zu beleuchten und offen zu legen.

- Die Forscherin sollte, wie bereits erwähnt, die ganze Gruppe adressieren (in Tabelle 4 gegensätzlich formuliert): D.h.: Die Teilnehmenden werden nicht direkt angesprochen, auch wenn sie auffällig keine oder wenig Redebeiträge haben. Die Forscherin ist nicht für die Verteilung der Redebeiträge verantwortlich. Die SprecherInnenbewegungen sind wichtiger Teil des Diskurses und offenbaren Bedeutungen des gemeinsamen Erfahrungsraumes.

- Die Forscherin sollte demnach nicht in die Verteilung der Redebeiträge eingreifen (in Tabelle 4 gegensätzlich formuliert): Diesem Prinzip trug die Forscherin dahingehend Rechnung, dass sie zum einen die Gruppe noch vor Beginn der Diskussion darauf hinwies, dass die Diskussion frei zu führen ist und in der ersten Phase keine Fragen von der Moderation zu erwarten sind. Andererseits achtete die Forscherin auf Zeichen des völligen Erlöschens des Diskurses und eindeutige Signale der Teilnehmenden, dass sie sich Input durch die Moderation erwarteten.

- Detaillierte Darstellungen sollten generiert werden. D.h. die Forscherin sollte versuchen Erlebnisse, Beispiele und Erzählungen zu stimulieren. Das darum, weil

  „detaillierte Darstellungen uns den Zugang zur (Rekonstruktion der) Handlungspraxis ermöglichen und zu dem ihr zugrunde liegenden modus operandi, dem (kollektiven) Habitus" (Bohnsack 2014: 228).

Diese Prinzipien konnte die Forscherin im Lauf der unterschiedlichen Gruppendiskussionen immer besser anwenden. Moderation bedarf auch einiger Übung, und erfolgte auch, ob der immer unterschiedlichen Settings und TeilnehmerInnen, nicht nur planmäßig. Umso wichtiger ist die Reflexion über den Forschungsprozess. Bohnsack unterscheidet im Ablauf des Haltens von Gruppendiskussionen folgende Phasen des Nachfragens:

- Immanente Nachfragen: Diese Nachfragen beziehen sich auf schon bearbeitete Themen. Diese Nachfragen sind den exmanenten (von außen kommend) Fragen vorgereiht.

- Exmanente Nachfragen: Solange die Gruppe diskutiert und die Diskussion nicht völlig erliegt, sollten diese Fragen die Ausnahme bilden. Diese Fragen können je nach Forschungsinteresse am Ende der Gruppendiskussion angeführt werden.

- Direktive Phase: In dieser Phase werden Widersprüche oder Auffälligkeiten thematisiert (vgl. Bohnsack 2014: 228).

Nachstehend (vgl. Tab. 4) wurden die sechs Prinzipien für die Durchführung einer Gruppendiskussion nach der dokumentarischen Methode ausgewertet. Betrachtet werden dabei die Redebeiträge der Forscherin. Es wird jeweils die Zeilennummer der

Wortmeldung und das Transkript-Dokument angegeben. Freie Felder zeigen, dass es keine Entsprechung in der jeweiligen Kategorie gab. Anhand dieser Vorgehensweise konnte die Forscherin die eigene Rolle in den Gruppendiskussionen überprüfen. Auch ist diese Transparenz Teil der Haltbarkeit der Güte, weil dadurch Objektivität durch die Überprüfbarkeit einer Öffentlichkeit gegeben ist (vgl. Bohnsack 2014: 22).

	Markt	Fisch	Brot	Zucker	Salz
Einzelne/r Teilneh-merIn wird ange-sprochen	662-663 (VDP) 808-809 (VDP) 23 (NDP)				
Eingriff in die Ver-teilung der Redebei-träge	257-260 (NDP) Differenzierung durch M				
Generierung von Darstellungen	6-8 exmanent (NDP) 368-369 exma-nent (NDP)	281 (NDP)		551 (NDP)	880-881 exmanent
Immanentes Nach-fragen	543-544 (VDP), 855 (VDP), 156-157 (NDP), 162-163(NDP), 263 (NDP), 307-308 (NDP), 339-340 (NDP)		1154-1155	2-4 (NDP) mit propositionalen Gehalt, 159 (NDP)	773-775
Exmanentes Nach-fragen	728-730 (VDP), 6-8 (NDP), 362-365 (NDP)	7-9 (NDP) 139 (NDP)	1047-1050, 1338-1339	432-436 (VDP), 572, 200-201 (NDP), 415-416 (NDP)	
Direktive Phase	210-213 (NDP)	68-69 (NDP)			1059-1062

Tabelle 4: Auswertung der Rolle der Forscherin, eigene Quelle: P-Dokumente, Transkript-Dokumente

4.5 Arbeitsschritte von der Transkription bis zur sequenzielle Analyse

Dieses Kapitel beschreibt die Arbeitsschritte nach der Durchführung der Gruppendiskussionen bis zur sequenziellen Analyse.

Der erste Schritt erfolgte durch das Abhören der Tonaufnahmen und das Benennen der einzelnen Themenabschnitte. Nach diesem Materialüberblick hat die Forscherin schon ein vages Gefühl, wie die Themen sich zusammensetzen. Jede Gruppendiskussion wurde dieser ersten formulierenden Gliederung unterzogen. Die inhaltlichen Schwerpunkte können nach dieser und nach der Transkription in jedem Fall schon verortet werden. Die weitere Herangehensweise unterscheidet sich etwas von der sonstigen Arbeitsweise der dokumentarischen Methode. Die Forscherin zog es nämlich vor, die Transkripte so vollständig wie möglich anzufertigen, da vor allem durch das komplette Transkript der ersten Gruppendiskussion der Eindruck entstand, dass interessante bzw. metaphorisch dichte Passagen nicht alleine durch das Abhören der Aufnahmen zu erkennen sind. Dies muss auch als Kritik an der Arbeitsweise, wie sie Bohnsack (vgl. 2014: 137) oder auch Przyborski (vgl. 2004: 51) vorschlagen, verstanden werden. Bohnsack und Przyborski selektieren das Material vor der Transkription. Die Forscherin ist der Ansicht, dass erst das Dokument wichtige Passagen und damit wichtige Orientierungen offenbart, die durch eine Selektion *vor* der Transkription verloren gehen könnten.

Bestimmte Stellen der Diskussion wurden nicht transkribiert. Das hatte folgende Gründe: Einerseits sind dies Stellen, an denen Störungen entstanden, z.B. jemand betritt den Raum und die Gruppe wendet sich dieser Person zu. Andererseits sind es Passagen, wo die Forscherin entscheidet das Thema aufgrund einer gewissen Sättigung[14] nicht mehr weiterzuverfolgen.

Sind die Transkripte als Dokumente fertiggestellt, beginnt die Phase der Auswahl der Passagen, vor allem derjenigen die thematisch bzw. metaphorisch interessant sind. Bohnsack spricht hier von *Fokussierungsmetaphern*. Im Gegensatz zu langen Sprechbeiträgen von TeilnehmerInnen lässt sich an Passagen mit vielen Überlappungen und kurzen Sequenzen erst herausarbeiten, ob und wie die TeilnehmerInnen die Erfahrungsräume teilen. Fokussierungsmetaphern sind für die Analyse besonders interessant. Häufig sind dies auch Passagen, wo der Diskurs einen gewissen Höhepunkt erreicht und sich die kollektive Orientierung einer Gruppe zeigt, indem durch starke Interaktion der TeilnehmerInnen und detaillierte szenische Darstellungen wichtige Orientierungen gezeigt werden (vgl. Bohnsack et al. 2011: 67).

---

14   Operationalisierung Kapitel 4.6

Bohnsack erklärt die Entstehung dieser fokussierten Passagen wie folgt: In jedem Diskurs konstituieren sich unterschiedliche Erfahrungsräume. In diesen finden sich auch unterschiedliche Orientierungen. Dennoch steigert sich innerhalb eines solchen Rahmens der Diskurs der TeilnehmerInnen hin auf eine Orientierung, die im Fokus des Diskurses steht (vgl. Bohnsack 2014: 138f.).

Aus den fünf Gruppendiskussionen wurden in einem ersten Schritt circa 80 Passagen für eine Sequenzanalyse bereitgestellt.

Nach der Auswahl einer Passage wurde die Aufnahme noch ein weiteres Mal für Korrekturen abgehört. Danach erfolgt die Vorgehensweise, wie sie von Bohnsack (vgl. 2014: 136f.) und von Przyborski (vgl. 2004: 50ff.) beschrieben werden.

Zuerst wird die Passage in ein Oberthema und in unterschiedliche Unterthemen zerlegt. Dabei verbleibt man auf der Sinnebene und erfasst nur, was gesagt wurde. Dieser Arbeitsschritt dient nicht nur dem Überblick über das Gesagte, dem Inhalt der Passage und möglichen metaphorisch dichten Stellen, sondern auch der nochmaligen optimalen Abgrenzung der Passage zum gesamten Dokument. An dieser Stelle können Passagen nochmals erweitert oder verkürzt werden, wenn durch die Forschung ersichtlich wird, dass der Rahmen nicht richtig abgesteckt wurde. Die/der ForscherIn versucht herauszufinden, wo eine Passage thematisch beginnt und endet. Nur in abgeschlossenen Passagen kann davon ausgegangen werden, dass der erforderliche Dreischritt der Diskursbewegung vorhanden ist. Ein klassischer Dreischritt ist eine These, eine darauffolgende Antithese und eine Synthese (vgl. Bohnsack 2014: 127). Ziel ist es herauszufinden, ob der konjunktive Erfahrungsraum geteilt wird oder nicht. Dazu muss überprüft werden, ob und wie die TeilnehmerInnen sich aufeinander beziehen.

Ist eine Passage schließlich ausgewählt, erfolgt die sequenzielle Analyse, indem die/der ForscherIn die Sinnebene verlässt und Schritt für Schritt abarbeitet, wie sich der Diskurs gestaltet, d.h. wie die unterschiedlichen TeilnehmerInnen sich zu einer Einigung (bzw. auch nicht) vorarbeiten, wie sie dabei aufeinander reagieren, sich gegenseitig den Weg bahnen, wie sie konjunktive Erfahrungsräume sichtbar machen (oder auch nicht). Nach dieser Abarbeitung der Sequenzen gewinnt die/der ForscherIn einen Eindruck, welchen Diskursmodus die Gruppe produziert hat. Es geht nun nicht mehr vordergründig darum, *was*, sondern *wie*, wie also der Diskurs von den Teilnehmenden produziert wird (vgl. Bohnsack 2014: 137; Przyborski 2004: 55f.).

Die nachfolgenden Begriffe stellen eine knappe Übersicht des Inventars einer Sequenzanalyse dar. Zeile für Zeile wird einer Passage nach diesen Kriterien der Diskursbewegungen analysiert. Die Begriffe sind nicht alphabethisch, sondern thematisch angegeben, wie sie auch häufig in Diskursen anzutreffen sind:

Proposition: Orientierungsgehalt, Themeninitiierung: Meist dann, wenn ein Thema neu aufgeworfen wird.

Elaboration: Das Thema wird weiterverfolgt, entweder argumentativ, mit Beispielen oder durch szenische Darstellungen (Erzählungen). Gibt es davon mehrere Passagen, spricht man von Fortsetzung der Elaboration.

Anschlussproposition: Kein völlig neues Thema, aber in Anlehnung an die Ausgangsproposition wird ein neuer Aspekt ausgedrückt.

Differenzierung: Ähnlich wie die Elaboration, aber sie hebt auch die Grenzen hervor. Das Gesagte wird modifiziert.

Validierung: Übereinstimmung und Bestätigung der Proposition.

Ratifizierung: Meist handelt es sich nur um ein Hörersignal (z.B.: „mhm") und es ist nicht sicher, ob der Sinngehalt nur gehört oder auch geteilt wird.

Antithese: Verneinung der Proposition bzw. gegenteiliger Horizont wird eingeworfen.

Synthese: Orientierungsgehalte bzw. auch antithetische Orientierungsgehalte werden konkludiert. Im Diskurs arbeiten sich die TeilnehmerInnen zu einer Synthese vor. Erreichen sie diese nicht, kann streng genommen nicht mehr von einer Gruppe gesprochen werden.

Opposition: Ein gegenteiliger Orientierungsgehalt wird aufgeworfen. Meist kommt es dann zu einem Themenwechsel. Wenn in einer Gruppe solche Oppositionen (häufig) vorkommen, spricht man im eigentlichen Sinne nicht mehr von einer Gruppe.

Divergenz: Ebenfalls ein widersprüchlicher Orientierungsrahmen, allerdings werden die Widersprüche nicht offen ausgesprochen. Es wirkt oft im ersten Augenblick wie eine Zustimmung, dabei werden aber Inhalte der Proposition in einen falschen Rahmen gesetzt. Man spricht dann auch von Rahmeninkongruenz.

Transposition: Überleitung zu einem neuen Thema, wobei der Gehalt der vorherigen Proposition mitgenommen wird (vgl. Przyborski 2004: 47ff.).

Wesentlich ist den Modus der Diskursorganisation darzustellen, und zu veranschaulichen, welchen Erfahrungsraum die Gruppe teilt und welchen nicht bzw. welche Erfahrungsräume bei welchen Gruppenmitgliedern auftauchen und welche Rückschlüsse sich daraus ziehen lassen. Diese Diskursorganisation wird als *inkludierender* und *exkludierender* Modi dargestellt.

Inkludierende Diskursmodi werden wiederum unterschieden in parallel, antithetisch und univok. Der parallele und antithetische Modus lassen den Rückschluss eines geteilten

Erfahrungsraumes zu. Der univoke Modus weist auf identische Erfahrungen hin. Inkludierende Modi bringen damit gemeinsame Orientierungen hervor.

Exkludierende Modi treten oppositionell und divergent in Erscheinung. Der oppositionelle Modus zeigt nichtgeteilte Erfahrungen an, der divergente Modus ebenso durch die Performanz der Falschrahmung (vgl. Przyborski 2004: 96ff.).

Die Mehrzahl der Diskursmodi der analysierten Passagen fallen in die Kategorie „inkludierend parallel". Eine Übersicht kann im Anhang nachgelesen werden (vgl. Anhang 6).

Ebenso von großer Bedeutung ist die Art der *Konklusion* am Ende. einer Passage. Das Ende ist nicht immer leicht zu erkennen. Auch im Forschungsprozess nimmt die Suche nach dem Rahmen, nach Anfang und Ende oftmals viel Zeit in Anspruch. Das Ende einer Passage ist oftmals angezeigt durch eine lange Sprechpause und eindeutige Zeichen der TeilnehmerInnen, einen Input der Moderatorin zu benötigen. Das Ende einer Passage sollte aber auch im Idealfall durch eine Konklusion gekennzeichnet sein. Zu dieser Synthese sollte sich die Gruppe im Diskurs hinbewegen. Je nach Diskursmodus zeigen sich die Konklusionen in unterschiedlicher Gestalt. Auf diese Unterschiede kann hier nur kurz, in Anbetracht der Relevanz für die vorliegende Forschungsarbeit, eingegangen werden. Konklusionen zu erkennen, vollzieht sich schließlich auch im Forschungsprozess und lässt sich hier in dieser Fülle nicht ausführen.

Wesentlich ist die Unterscheidung in echte und unechte Konklusionen. Echte Konklusionen können beispielsweise im Modus einer Validierung, einer Generalisierung oder einer Synthese in Erscheinung treten. Unechte Konklusionen zeigen sich oft im rituellen Beenden eines Themas, wie dem Einwurf irrelevanter Orientierungen, der Modus der Metakommunikation oder auch Transpositionen, die in ein anderes Thema überleiten. Przyborski vermutet einen Zusammenhang zwischen divergenten Diskursmodi, rituellen Konklusionen und Machtstrukturen. Sie räumt aber ein, dass diese Verbindung noch weiter empirisch belegt werden müsste (vgl. Przyborski 2004: 318f.). In F GD1 VDP 487-544 findet sich beispielsweise eine typische rituelle Konklusion: *„Aber wenn wir am Ende sind dann dann kommst eh du wieder net; oder" (GD1 VDP: 539-540).* Rituelle Konklusionen, wie sie hier von Andreas performativ eingesetzt wird, sind ein lohnendes weiterführendes Forschungsgebiet, auf das in dieser Forschungsarbeit nicht näher eingegangen werden kann.

Nur die genaue Abarbeitung der einzelnen Schritte ermöglicht ein Verständnis der Diskursorganisation. In der Fallbeschreibung können diese Ergebnisse verdichtet und die existenziellen Hintergründe, die die Gruppe konstituiert hat, herausgearbeitet werden. Wesentliche Transkript-Passagen veranschaulichen und verdichten die Fallbeschreibung. Im folgenden Kapitel wird die Fortführung der Rekonstruktion nach der Sequenzanalyse beschrieben.

4.6   Arbeitsschritte nach der Sequenzanalyse

Nachdem ein Fall ausgesucht und einer Sequenzanalyse unterzogen wurde, beginnen die weiteren Schritte hin zu einer Typenbildung. Die folgende Darstellung (vgl. Abb. 2) wurde von der Forscherin in Anlehnung an Bohnsack (vgl. 2014: 131ff.) und Przyborski und Wohlrab-Sahr (vgl. 2008: 296ff.) erstellt, um den LeserInnen eine bessere Übersicht zu ermöglichen. Hingewiesen wird darauf, dass der Auswertungsprozess und die Interpretation viel früher beginnen und klarerweise den Transkriptionsprozess sowie die Auswahl der Passagen beinhaltet, die in der nachfolgenden Abbildung nicht dargestellt sind. Die Abbildung startet der Vereinfachung halber mit dem schon exkludierten Fall und zeigt je nach Blaufärbung, welche Phase des Forschungsprozesses hier gerade beschrieben wird.

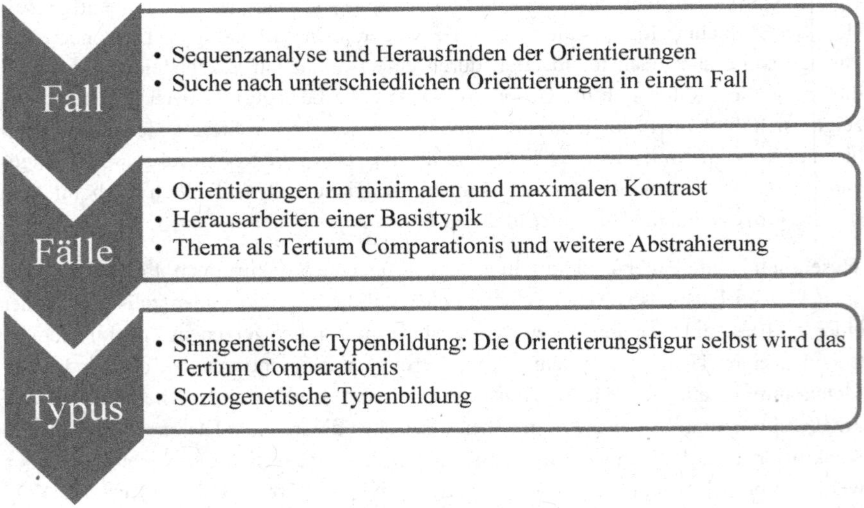

Fall
- Sequenzanalyse und Herausfinden der Orientierungen
- Suche nach unterschiedlichen Orientierungen in einem Fall

Fälle
- Orientierungen im minimalen und maximalen Kontrast
- Herausarbeiten einer Basistypik
- Thema als Tertium Comparationis und weitere Abstrahierung

Typus
- Sinngenetische Typenbildung: Die Orientierungsfigur selbst wird das Tertium Comparationis
- Soziogenetische Typenbildung

Abbildung 2: Eigene Darstellung: Vom Fall zur Typenbildung – Etappe Fall

Eine ausgewählte Passage wird nach der sequenziellen Analyse in einer Fallbeschreibung verdichtet. Die Fallbeschreibung zielt darauf ab, den Diskursverlauf noch einmal auch in Hinsicht der Publikation darzustellen. Jede Fallanalyse wird mit repräsentativen Zitaten aus den Transkripten untermauert.

Um den weiteren Schritt einer Typenbildung (vgl. Kap. 6) abzusichern, wird nach jeder Fallbeschreibung ausgewertet, in welchem Modus gesprochen wurde, welche vergleichenden Horizonte ergeben sich (insbesondere zu anderen Gruppendiskussionen), die

Rolle der Moderatorin, welche Erfahrungsräume werden geteilt und welche nicht. Der oberste Bezugspunkt bleibt der jeweilige Fall (vgl. Kap. 3.4).

Parallel zu den Fallanalysen kann eine weitere Adaption der Passagen erfolgen, die zur Sequenzanalyse bereitstehen. Nach und nach zeigen sich durch die Fallbeschreibungen kollektive Erfahrungen, Ähnlichkeiten zu anderen Passagen, sowohl in der jeweiligen als auch in anderen Gruppendiskussionen. Um den Vergleichshorizont möglichst offen zu halten, hat die Forscherin die Analyseschritte abwechselnd in den Dokumenten der Gruppendiskussionen vollzogen. Das wiederum führt zu einer stärkeren Reflexivität der Forscherin, da sie nicht in allzu großer Nähe mit einer Forschungsgruppe tritt. Dadurch wiederum ist ein stetiger Perspektivenwechsel der Forscherin gegeben, denn die Perspektive ist schließlich auch konstituierend für die Definition des jeweiligen Erfahrungsraumes.

Während der Auswertung der Passagen stellte sich eine theoretische Sättigung ein. Diese war dann erreicht, als keine neuen Orientierungen und in Folge keine neuen Typen im minimalen und maximalen Kontrast zu finden waren (vgl. Glaser, Strauss 2010: 77). Im folgenden Kapitel werden die Transkriptionsregeln und Maskierungen erläutert, die für die Lesbarkeit der Ergebnisse anzuwenden sind.

4.7 Transkriptionsregeln und Maskierungen

Die Transkriptionsregeln folgen dem Transkriptionssystem TiQ „Talk in Qualitative Social Research", welches sich für Material zur rekonstruktiven Auswertung eignet (vgl. Przyborski, Wohlrab-Sahr 2008: 164ff.). Allerdings sind einzelne Zeichensetzungen hinzugefügt worden, da sie für die ausgewerteten Gruppendiskussionen wichtig waren.

Das sind folgende drei Zeichensetzungen:

/nein/ = Wort verschluckt

^sehr langsam^ = auffällig langsam Gesprochenes

!sehr schnell! = auffällig schnell gesprochene Sequenz

Transkriptionsregeln nach TiQ

() = Pause, bei längerer Pause z.B. (2) für die Anzahl der Sekunden

(5) = allgemein in eigener Zeile, wenn die Pause zwischen zwei Sprechphasen liegt, also nicht einer/einem TeilnehmerIn zuzuordnen ist.

Nein = betont

Nein = laut

°nein° = leise

. = stark sinkende Intonation

; = leicht sinkende Intonation

, = leicht steigende Intonation

? = stark steigende Intonation

Viellei- = Wortabbruch

Ah:: = Dehnung, die Doppelpunkte stehen für die Länge der Dehnung.

Ich=bin = Wortverschleifung, zwei Wörter werden zu einem zusammengezogen.

[=Überlappung Anfang

] = Überlappung Ende

(vielleicht) = wenn das Gesprochene ansatzweise als solches verstanden wird.

(unverständlich) = wenn das Gesprochene nicht verstanden wird, auch nicht ansatzweise.

Maskierungen

Die TeilnehmerInnen sind durchgehend mit Buchstaben maskiert (A, B usw.), je nach GD mit 1,2,3,4,5 als Beisatz.

NZ: wenn der Sprechbeitrag keiner Person eindeutig zuzuordnen ist.

(Name der Kundin X) = Der Name der betreuten Person wird mit dem ersten Buchstaben des Nachnamens maskiert.

(Name LeiterIn) = Personenen der Organisation, diese werden maskiert mit Beifügung ihrer Funktion (z.B. LeiterIn, KollegIn etc.).

(Name A2) = wenn eine teilnehmende Person direkt aus der Gruppe angesprochen wird, wird das dazugehörige Kürzel eingesetzt.

(Ordnungszahl) = wenn beispielsweise von einem Bezirk die Rede ist (z.B. 23. Bezirk etc.).

(Name der Einrichtung) = Name einer Organisation, die mobile Pflege anbietet.

(nicht transkribiert) = Angabe, warum eine gewisse Zeitspanne (genaue Angabe der Minuten) der Aufnahme nicht transkribiert wurde.

Andere Kommunikationssignale

z.B. ((Lachen von A2)) = wenn das Lachen klar zuzuordnen ist.

z.B. ((Husten von C3)

((Lachen nicht zuzuordnen)) = wenn es von der ganzen, einigen Gruppenmitgliedern stammt oder nicht zuzuordnen ist.

z.B. ((Streicht sich durchs Haar)) = wenn eine Gestik/Mimik bekannt ist und genau beschrieben werden kann sowie einer/einem TeilnehmerIn zuzuordnen ist.

((Störungen)) = z.B. Jemand kommt in den Raum.

Die übliche Transkription für Lachen in unterschiedlichen Formen (mit dem Zeichen @) wurde in dieser Arbeit nicht verwendet. Passagen wurden ohnedies bei jeder Analyse auch begleitend ein weiteres Mal gehört, so dass bei Interpretationsschwierigkeiten bzw. sinnstiftendem Lachen dies miteinbezogen werden konnte. An markanten Stellen wurden Inhalte im Transkript vermerkt, wie beispielsweise ((lacht ironisch)).

Die Ausführung der Transkriptionsregeln sollte die Lesbarkeit der Textpassagen im Ergebnisteil der Arbeit (vgl. Kap. 5 und Kap. 6) ermöglichen.

5. Empirischer Teil – Ergebnisse: Orientierungen

Die dominanten Orientierungen der TeilnehmerInnen in den Gruppendiskussionen bilden die vorletzte Stufe zur Typenbildung. In den folgenden Abschnitten werden diese in ihrer Dichte dargestellt, in Anlehnung an die Fallbeschreibungen, die schließlich das Dokument für die Auswertung bilden. Dabei ist zu beachten, dass die unterschiedlichen Orientierungen hier zwar in einzelnen Abschnitten dargestellt sind, aber sich schließlich in der Typik in ein mehrdimensionales Geflecht generalisieren. Eine Schwierigkeit ist, dieses mehrdimensionale Geflecht trotzdem in separaten Einzelteilen zu präsentieren. Es sei deshalb darauf verwiesen, dass sowohl Orientierungen als auch Typen letztlich nur in ihrer Gesamtheit verständlich werden.

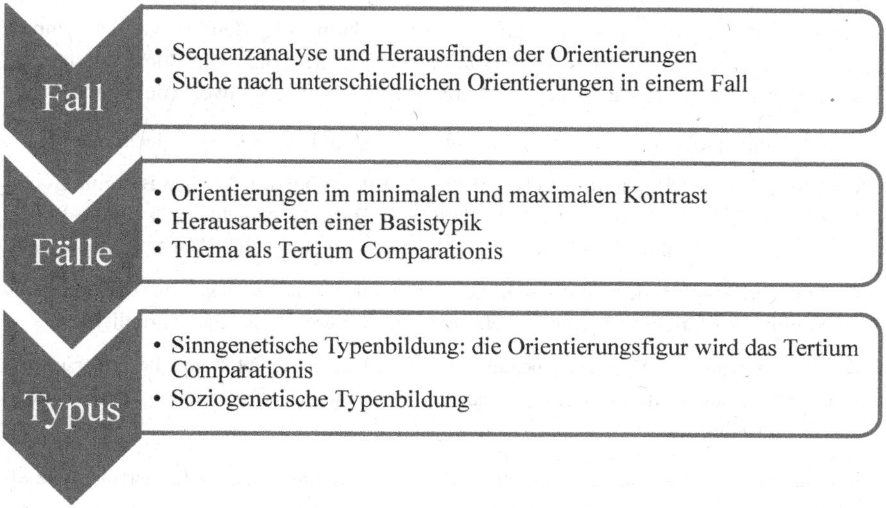

Fall
- Sequenzanalyse und Herausfinden der Orientierungen
- Suche nach unterschiedlichen Orientierungen in einem Fall

Fälle
- Orientierungen im minimalen und maximalen Kontrast
- Herausarbeiten einer Basistypik
- Thema als Tertium Comparationis

Typus
- Sinngenetische Typenbildung: die Orientierungsfigur wird das Tertium Comparationis
- Soziogenetische Typenbildung

Abbildung 3: Eigene Darstellung: Vom Fall zur Typenbildung –
Vom Fall zur Basistypik

5.1 Komplexität – Anpassung an die Welt der PmD

„Und manche sind sehr lieb und einfach auch wenn sie verwirrt sind ((lacht)) und andere sind sehr schwierig auch wenn sie nicht verwirrt sind ((lacht))" (GD1 VDP: 154-155).

Was Oliver aus der Gruppe Markt hier sehr verallgemeinernd ausdrückt, erhebt sich in den Gruppendiskussionen als markante Orientierung. Der Erfahrungsraum der Gruppen ist hier sehr eindeutig – die Komplexität jedes einzelnen Menschen. Diese Komplexität bestimmt schließlich die unterschiedlichen Betreuungssituationen. In diesem Zusammenhang zeigt sich auch, dass diese Komplexität kaum zu erfassen ist und nach Krankheitsbildern, wie dem einer Demenz, einzuordnen ist.

Der Begriff „Komplexität" unterstreicht aber die Unterscheidung von einfachen versus komplizierten Situationen. Mary Koloroutis hebt diese Komplexität in der Personal-PatientInnen-Beziehung ebenso hervor. Betreuungssituationen sind komplex, und sie können weder mit einer einfachen noch einer komplizierten Herangehensweise gemeistert werden (vgl. Koloroutis 2011: 107f.).

Das führt auch zur Frage, die sich die Forscherin stellte, inwieweit zwischen der Betreuung von Personen im Allgemeinen und Personen mit Demenz überhaupt zu unterscheiden ist. Dabei konnte festgestellt werden, dass die TeilnehmerInnen der Gruppendiskussionen bemüht waren, sich auf PmD zu beschränken. Offenbar, wie dem empirischen Material zu entnehmen ist, unterscheiden sich die Erfahrungsräume durchaus in der Betreuung von PmD und anderen Betreuungssituationen. Hinweise dafür sind:

- Die TeilnehmerInnen verbalisieren in den Gruppendiskussionen die Demenz.

- Die szenischen Darstellungen beziehen sich auf PmD und typischen Betreuungssituationen. Z.B. die betreute Person erkennt die Betreuerin nicht, die betreute Person fühlt sich „bestohlen" (vgl. Kap. 6.1.1) oder weiß nicht, welche Tageszeit ist u.v.m.

- Die TeilnehmerInnen besitzen Kenntnisse zum Thema der Demenz und gängigen kognitiven Veränderungen und Betreuungsmethoden, die sie auch verbalisieren.

Die Komplexität der Menschen bezieht sich in einem hohen Maß auf die Unterschiede zwischen Personen, die an Demenz erkrankt sind. Diese Differenzierung findet sich in zweifacher Hinsicht.

Erstens sind Muster und Regeln nicht anwendbar, da die Personen in der Demenz als völlig unterschiedlich wahrgenommen werden. Zweitens verändern die Personen ihre Befindlichkeiten ständig. Dieser Wechsel wird sowohl zwischen Betreuungseinsätzen als auch im Verlauf des Tages wahrgenommen. Die Konfrontation mit dieser Unvorhersehbarkeit verlangt den BetreuerInnen höchste Flexibilität ab. Die Veränderung der Menschen wird auch auf die Stadien der Demenz bezogen. Die Stadien der Demenz werden aber von den Teilnehmenden nicht näher benannt. Es gelingt den Teilnehmenden nicht, detailliertes Wissen dazu abzurufen. Die Stadien der Demenz sind verfügbares theoretisches Wissen. Im alltäglichen Wissen in der Betreuung von PmD stehen die Stadien für Wechselhaftigkeit und Fortschreiten der Demenz (vgl. F GD3: 1047-1121).

Ein auffälliger Widerspruch zur Forderung der TeilnehmerInnen von Gleichmäßigkeit zeichnet sich hier ab. Auf dieses Thema wird in der Typik „Von der Bezugspflege zum Ich" (vgl. Kap. 6.2) noch näher eingegangen.

Die Gruppe Fisch behandelt in der weiter unten angeführten Passage die Unterschied-lichkeit von Personen mit Demenz. Für die Gruppe erschließt sich im Diskurs, dass Theorie für die komplexen Situationen nicht immer praxistauglich ist. Ursula beschreibt in einer szenischen Darstellung, wie sie Methoden, die sie aus der Validation© (Feil, Klerk-Rubin 2013) kennt, eben just bei dieser PmD nicht anwenden kann. Maßgeblich für das Gelingen der Betreuung ist die jetzige Situation und die Individualität der Person (vgl. F GD2 VDP: 455-488). Ebenso orientiert sich die Gruppe Zucker. In einer Passage mit exkludierendem Modus erschließt sich der Erfahrungsraum dahingehend, dass keine Aus- und Fortbildung in der Praxis sinnvoll erscheint, denn *„Ma muss sich trotzdem (1) aufn Kunden einstellen", (GD4 VDP: 461)*[15] wie Elfriede feststellt (vgl. F GD4 VDP: 432-503).

Die Komplexität von Personen kann wiederum nur durch einen angemessenen Beobach-tungszeitraum erfasst werden (vgl. F GD2 VDP: 367-411/412-466). Eine Zeitspanne, in der die PmD kennengelernt werden kann, sodass die Personen gleich einem *„Puzzle" (GD2 VDP: 67)* zusammengesetzt werden können (vgl. F GD2 VDP: 9-80), wie es Jas-mina ausdrückt.

In der Orientierung der Komplexität der Personen versucht die Gruppe dieselbe in den Strukturen der mobilen Betreuung gut einzusetzen. Es geht vorwiegend um Lösungs-strategien leichter an Informationen zu kommen. Die Gruppen sprechen über die unter-schiedlichen Möglichkeiten von Austausch. Auch dieser Informationsaustausch offen-bart sich oftmals als Dilemma, wenn es um die Vereinbarkeit einer komplexen Person mit einer Betreuungssituation geht. Es gibt demnach kein Wissen, dass die Betreuungs-personen gut auf eine Situation vorbereiten könnte.

In der nachfolgenden Passage geht es um das situative Erfassen jeder einzelnen Person:

A2: ja, ich hab nicht viel Ahnung davon, aber i hob i kriach hoit nur mit
dass verschiedene () ah () zwischen a ana Frau Fürst[16] *und*
einer Frau Radegger,
C2: Radegger
A2: oder einer Frau Koibl, das sind Welten
[dazwischen,
D2: (unverständlich)] mhm;
B2: eben immer dieses langsame und Ding stimmt, (1) dreißig Prozent
bei der Demenz, wir ham oben ane kobt wenn du mit der langsam oder
!es heißt doch immer wieder du sollst wiederholen und in kurzen Sätzen
sprechen;! wenn i mit der Dame dort oben dreimal das Gleiche gsogt hob

---

15 Standardisierte Übersetzung: Man muss sich trotzdem auf den Kunden einstellen.
16 Die Namen der Kundinnen (allesamt weiblich), die in den Transkript-Ausschnitten vorkommen, sind maskiert.

und sie hat nicht reagiert, donn hots mi gfrogt ob i glaub dass sie an
Schuss [hot, wei-
A2:· ja ja;]
E2: ja ja;
B2: sie wollt halt jetzt einfach nicht;
A2: ja;
B2: also
A2: (des woa) hoit einfach nur keine Antwort ne,
B2: sie wü hoit jetzt nit aus;
D2: mhm ja;
B2: i glaub em do is des vü wichtiger dass ma die Situation im Jetzt
beschreiben; und die weitergeben;
C2: [mhm;
A2: ja;]
B2: wie reagiert der Einzelne;" (GD2 VDP: 455-480).[17]

Ursulas Konklusion unterstreicht, dass jede Person als Individuum wahrgenommen werden sollte. Es wird sich später zeigen (vgl. Kap. 5.6, 5.7 und 6.2), dass diese Komplexität der PmD und der Betreuungssituation in kein passendes Arbeitsschema hineinpasst, und der Erfahrungsraum der Gruppe auf die einzelne Betreuungsperson reduziert bleiben muss.

Eng verbunden mit der Komplexität der Menschen ist die Anpassung der BetreuerInnen an die betreffende Person, die Stimmungen und Situationen. Dies geht soweit, dass die BetreuerInnen in unterschiedliche Rollen hineinschlüpfen. In der Entwicklungstypologie (vgl. Kap. 6.1.4) wird dies als Verwandlung abstrahiert.

5.2   Harmonie – Jedes Mittel ist recht

„Na i sog hoit die on und i hoit die fest und donn und donn sie hoit se on und /sog i/ so und jetzan konnst aufstehen, und donn stehts auf ()!sog i! i hoit die eh; hoitst mi eh? (vurn) und sicher?" (GD4 NDP: 304-306).*[18]

---

17   Standardisierte Übersetzung: A2: Ja, ich habe nicht viel Ahnung davon, aber ich habe mitbekommen, dass (Anm.: es Unterschiede gibt), zwischen Frau Fürst und Frau Radegger. C3: Frau Radegger. A2: Oder Frau Koibl, da liegen Welten dazwischen. D2: Mhm. B2: Genau, immer dieses „Langsame" (Anm.: Langsam und deutlich sprechen), das stimmt zu dreißig Prozent in der Demenz. Wir haben eine (Anm.: PmD) gehabt, wenn du mit dieser langsam oder, es heißt ja immer, du sollst wiederholen und in kurzen Sätzen sprechen, wenn ich zu der Dame dreimal das Gleiche gesagt hätte, (Anm.: weil) sie nicht reagiert hätte, dann hätte sie mich gefragt, ob ich glaube, dass sie eine Idiotin ist. A2: Ja, ja. B2: Sie wollte eben jetzt einfach nicht. A2: Ja. B2: Also. A2: Das war, sie gibt einfach keine Antwort. B2: Sie will einfach jetzt nicht, basta. D2: Mhm, ja. B2: Ich glaube es ist viel wichtiger, die Situation im Jetzt zu beschreiben und diese weiterzugeben. C2: Mhm. A2: Ja. B2: Wie reagiert der Einzelne.

Eine dominante Orientierung der Gruppendiskussionen zeigte sich in der Herstellung einer harmonischen Situation in der Betreuung. Die Herstellung einer harmonischen Sphäre ist den MitarbeiterInnen wichtiger als das Durchführen von beruflichen Kernprozessen. Harmonie versteht die Forscherin im Sinne der etymologischen Bedeutung als „Übereinstimmung, Wohlklang" (vgl. Kluge 1999: 357). Diesen harmonischen Zugang finden die MitarbeiterInnen zuvorderst über Vertrauen und Sicherheit. Unstimmigkeiten werden durch einen harmonisch-kreativen Zugang überwunden. Im einleitenden Zitat steht Birgits Zugang zu Frau Brunner stellvertretend für dieses äußerst gefühlvolle Hineinversetzen in die Welt der PmD.

In einer Passage der Gruppe Markt erzählen Oliver und Claudia welche Freuden sie Frau Weber[19] bereiten. Frau Weber befindet sich in einem fortgeschrittenen Stadium der Demenz, aber es gelingt ihnen dennoch, Frau Weber zu erfreuen oder sie auch zum Gespräch zu motivieren. Die Intensität dieser Bemühungen ist am besten mit Georg zu veranschaulichen, der gleichzeitig bügelt und singt (F GD1 VDP: 397-489). Die Wirkung von Musik auf demenziell veränderte Personen lässt vielmehr Grund zur Hoffnung zu als die medikamentöse Intervention (vgl. Nair et al. 2013: 50). Oliver bietet hier hochqualitative Intervention in der Betreuung von Personen mit Demenz.

Harmonie in der Betreuung ist für die Teilnehmenden auch mit guter Betreuung gleichzusetzen. Die Qualität derselben wird gemessen an den Reaktionen der Betreuten. Eine gelungene Betreuung bedeutet nicht um jeden Preis die vorgeschriebene Tätigkeit durchzuführen, aber die Person zum Lachen zu bringen und in gute Stimmung zu versetzen. Dafür ist wiederum Kreativität gefragt.

Michael weiß, was zu tun ist, wenn Frau Brunner nicht mitspielt:

> „Bei der Frau Brunner zum Beispiel, wenns am Klo sitzt und sie wü <u>nicht</u> aufstehen, i sog kumans Frau Brunner steh ma auf; nein, ich will nicht. Donn sog i darf ich um ein Tänzchen bitten Gnä Frau, und sie steht auf und wir tonzn" (GD4 NDP: 294-297).[20]

Nicole Holzweber und weitere Autorinnen kommen in einer Studie auf ein ähnliches Ergebnis. In dieser Studie haben sie anhand von wenigen narrativen Einzelinterviews und der Auswertung nach der dokumentarischen Methode ebenso den Bereich der mobilen Betreuung unter die Lupe genommen. Eines ihrer Ergebnisse bezeichnen sie als

---

18 Standardisierte Übersetzung: Ich sage eben: „Halte dich an und ich halte dich fest!" Und dann hält sie sich fest. Und ich sage: „So, und jetzt kannst du aufstehen." Und dann steht sie auf und ich sage: „Ich halte dich schon. (Anm.: Sie sagt): „Hältst du mich, vorne und sicher?"

19 Frau Weber wurde auch von der Forscherin über einen langen Zeitraum hinweg betreut. Sie ist im Juni 2016 verstorben.

20 Standardisierte Übersetzung: Bei der Frau Brunner zum Beispiel. Wenn sie am Klo sitzt und nicht aufstehen will, und ich zu ihr sage: „Stehen wir auf", (Anm.: Dann sagt sie): „Nein, ich will nicht", dann sage ich: „Darf ich um ein Tänzchen bitten, gnädige Frau?" Und sie steht auf und wir tanzen.

intrinsische Motivation der MitarbeiterInnen. Demnach ist es das Hauptinteresse der MitarbeiterInnen sinnstiftend in diesem Beruf zu arbeiten. Die Autorinnen verweisen dabei auch auf die Wechselwirkung von Geben und Nehmen zwischen BetreuerIn und betreuter Person (vgl. Holzweber et al. 2015: 81).

An diesen harmonischen Begegnungen machen die BetreuerInnen auch den Erfolg ihrer Betreuung fest. Rainer aus der Gruppe Zucker teilt diesen Erfahrungsraum nicht. Er meldet Zweifel an und drückt seine Frustration darüber aus, wenn er es bei PmD nicht schafft das Inkontinenzmaterial zu wechseln, wenn der Piepton (der elektronischen Zeitmessung) ihn ermahnt, bald mit dem Einsatz fertig werden zu müssen. Aber die Gruppe sieht das sehr entspannt und misst die Kriterien einer guten Betreuung für sich und für die betreute Person an ganz anderen Maßstäben:

> *„D4: oba des sixt jo eh wonnst außa gehst obs zufrieden san oder net;*
> *B4: eben*
> *A4: mhm*
> *B4: [also wenn ich wenn ich es spüre oder wenn ich (höre) (2) dann hab*
> *D4: wie bei der Frau Brunner Pfiate, Tschü::ss, Pfiate, do]*
> *wast eh do winkts so*
> *B4: [ich mein Ziel] erreicht beziehungsweise*
> *D4: jo des is]*
> *D4: oder a bei da Frau Fiala*
> *A4: bei der Frau Fiala wenns /do/ sogt ich wünsch noch*
> *einen schönen [Tag,*
> *D4:   ja ja ja]*
> *A4: kommen sie bald wieder [net na]i man donn denk i ma des passt,*
> *D4:   ja ja,]*
> *D4: sicher, des passt donn;*
> *(2)*
> *A4: oder wenn die Frau Zagler gsogt hot na, jetzt gehst*
> *no net ((lachen A4)) denk e ma wenns unzufrieden warn tats des net*
> *sogn net,*
> *D4: mhm*
> *A4: jo,“ (GD4 NDP: 352-372).[21]*

Standardisierte Übersetzung: D4: Aber das siehst du, wenn du rausgehst, ob sie zufrieden sind oder nicht. B4: Eben. A4: Mhm. B4: Also wenn ich es spüre, oder wenn ich es höre, dann habe... D4: Wie bei der Frau Brunner, Tschüss, Tschüss, weißt du, da winkt sie so. B4: Ich mein Ziel erreicht, beziehungsweise. D4: Ja das ist, oder bei der Frau Fiala. A4: Bei der Frau Fiala, wenn sie sagt: „Ich wünsche noch einen schönen Tag". D4: Ja, ja, ja. A4: „Kommen sie bald wieder!", ich meine, dann denke ich mir, dass das in Ordnung ist. D4: Ja, ja. D4: Bestimmt, das ist dann in Ordnung. A4: Oder, wenn die Frau Zagler gesagt hat: „Nein, jetzt gehst du noch nicht." Ich denke mir, wenn sie unzufrieden wäre, dann würde sie das nicht sagen. D4: Mhm. A4: ja.

Es ist vordergründig das Gefühl, von der betreuten Person angenommen zu sein, das die Gruppe Zucker als Kriterium für gute Betreuung ansieht.

Wenn die BetreuerInnen phasenweise unterschiedliche Entwicklungsstadien in der Betreuungssituation durchleben (vgl. Kap. 6.1.3), zeigt sich diese Orientierung als eine wichtige Antriebsfeder einen Zugang zur Person zu schaffen.

5.3 Berufliche Kernprozesse

„Also es fühlt sich als eine riesen große Niederlage an wenn ich so gehen muss dass ich dass ich die- diese Schutzhose nicht gewechselt hab; is a Wahnsinn;" (GD4 NDP: 261-263).

Die Orientierung der beruflichen Kernprozesse bzw. die Abkehr von denselben zeigten sich im maximalen Kontrast in den Gruppendiskussionen. Rainer aus der Gruppe Zucker markiert offensichtlich einen anderen Erfahrungsraum als seine KollegInnen, wie es im eingangs angeführten Zitat veranschaulicht wird. Er bezeichnet es als Niederlage, wenn er der betreuten Person das Inkontinenzmaterial nicht wechseln konnte. Und nicht nur in der Gruppe Zucker, auch in den anderen Gruppen, bilden die beruflichen Kernprozesse bzw. die Abkehr von diesen eine markante Orientierung.

Unter diesen Kernprozessen wird folgendes verstanden: Jede Berufsgruppe (HH, PH, DGKS/DGKP) hat bestimmte Funktionen in den mobilen Einsätzen durchzuführen. Diese sind in Pflegedokumentationen unter der Verantwortung von DGKS/DGKP geplant und müssen in Durchführungsnachweisen nach Erledigung dokumentiert und gegengezeichnet werden. Die Tätigkeiten sind je nach Berufsgruppe unterschiedlich. Gemeinsam haben sie dennoch, dass sie in Abstimmung mit dem Pflegegeld bestimmte Leistungen beinhalten. Diese wiederum sind nach Minuten berechnet. In die Pflegezeitbemessung werden allerdings keine Zeiten für Beziehungspflege zu PmD, Kommunikation oder sonstige kreative Tätigkeiten miteinbezogen. Dabei ist dies eine außerordentlich schwierige Frage, denn die Lösung ist nicht damit gefunden, Zeitaufschläge für Beziehungsarbeit zu leisten (vgl. Bartholomeyczik 2007: 245). Denn wie auch in den Gruppendiskussionen rekonstruiert werden konnte, ist die Pflege ohne Beziehung erst gar nicht möglich. Kernprozesse sind demnach: Tätigkeiten betreffend die Körperpflege, medizinische Tätigkeiten (z.B. Blutzuckermessung, Wundversorgung), Haushaltstätigkeiten und Erledigungen.

In den Gruppendiskussionen zeigte sich eine starke Abkehr von den beruflichen Kernprozessen. In der Pflege und Betreuung ist bei der Durchführung von Kernprozessen oftmals mit Problemen zu rechnen. Ein Grund dafür ist der fehlende Beziehungsaufbau, um intime Tätigkeiten durchführen zu können. Bei PmD beginnt dieser Beziehungsaufbau oftmals bei jedem Einsatz aufs Neue. Klar ist auch, dass PmD (und nicht nur diese) ihren eigenen Gewohnheiten folgen und daher schwer in zeitlich strukturierte Handlungsabläufe hineinpassen. Ebenso sind viele PmD kognitiv nicht in der Lage, sich flexibel einer fremden Situation anzupassen. Diese Erschwernisse der Betreuung haben die Gruppen für sich gelöst. Im Arbeitsalltag können Kernprozesse ohne weiteres missachtet werden, wenn es darum geht, gute Betreuung zu leisten. Nach diesen Qualitätsmaßstäben messen die Pflegenden ihren Erfolg, wie auch schon in der Orientierung (vgl. Kap. 5.2) offensichtlich wurde:

> *„B4: aber wie kann man wie kann man eigentlich () bemessen ob die*
> *Pflege () gute Pflege ist; beziehungsweise ob es eine qualitative Pflege is;*
> *wie kann man es eigentlich einordnen; wei ich kann mich ich kann also*
> *ich bemüh mich bei meine Kunden, mir is wichtig dass sie dass sie gut*
> *versorgt sind, dass sie gewaschen sind, dass sie gegessen haben, dass sie*
> *die Medikamente genommen haben, (2) jo,*
> *(parallel zu B4 Proposition stoppt D4 ihm zuzuhören und redet etwas mit C4)*
> *A4: also i denk ma das kann ma fühlt ma wenn der Kunde eigentlich*
> *zufrieden is,*
> *B4: also es is es ist mein Wunsch dass ich zufriedene Kunden haben*
> *möchte;*
> *A4: mhm*
> *B4: das is mein Wunsch, also ich gehe zu meine [Ku-*
> *A4:   aber] irgendwie, denk*
> *i ma spürt ma des und wenn der Kunde am Schluss lacht, donn is a*
> *zufrieden wei sonst tat as jo nicht, na,“ (GD4 NDP: 313-329).[22]*

Qualität wird also an der Zufriedenheit der Betreuten gemessen. Wie schon in der Orientierung „Harmonie" sichtbar gemacht wurde, ist diese mit der Akzeptanz der betreuten Person gegenüber den BetreuerInnen verbunden.

Für die TeilnehmerInnen scheinen die Kernprozesse durchwegs negativ besetzt. Die Tätigkeiten durchführen zu müssen, erzeugt Druck und ist mit Zwang verbunden. Tereza aus der Gruppe Brot begründet dies mit den Angehörigen, die alsbald in der Pas-

---

22   Standardisierte Übersetzung: B4: Aber wie kann man eigentlich bemessen, ob die Pflege eine gute Pflege ist, beziehungsweise eine qualitative Pflege? Wie kann man das eigentlich einordnen? Weil ich kann mich, ich kann also, ich bemühe mich bei meinen Kunden. Es ist mir wichtig, dass sie gut versorgt sind, dass sie gewaschen sind, dass sie die Medikamente genommen haben. A4: Also ich denke mir, dass man das fühlt, wenn der Kunde zufrieden ist. B4: Also es ist mein Wunsch, dass ich zufriedene Kunden haben will. A4: Mhm. B4: Das ist mein Wunsch. Also ich gehe zu meinen (Anm.: Kunden). A4: Aber irgendwie, denke ich mir, spürt man das. Wenn der Kunde am Schluss lacht, dann ist er zufrieden, weil sonst täte er das ja nicht.

sage zu den GegenspielerInnen werden. Dieser Druck und Zwang ist eingebettet in einen Rahmen, den Romana eröffnete. In ihrer Proposition führt sie misslingende Betreuung auf die mangelnde Information über die Gewohnheiten der Menschen zurück. Die eigenen Anforderungen an die Arbeitsprozesse können nicht erfüllt werden. Die Konklusion der Gruppe ist die Schuldzuweisung dieser Misere an die Angehörigen, die diesen Druck erzeugen (vgl. F GD3: 14-60).

Berufliche Kernprozesse zu umgehen erfordert zwei wesentliche Faktoren. Einerseits ist es die Kreativität, um Harmonie zu erreichen (vgl. Kap. 5.2), und andererseits ist es die Zeit in ihren unterschiedlichen Ausprägungen, wie es im nachfolgenden Kapitel ausgelegt wird.

5.4 Zeit ist nicht gleich Zeit

Die Zeit erscheint in komplexen Zusammenhängen in den Orientierungen der TeilnehmerInnen. Dabei wird sichtbar, dass die Zeit als künstliches Konstrukt viel Interpretationsspielraum bietet.

In der Gruppe Brot (vgl. F GD3: 189-208) steckt in einer recht kurzen Passage das Hinterfragen der Zeit und ihrer Bedeutungen. PmD sind komplex und wechselhaft in ihren Bedürfnissen. Daraus folgt auch, dass die benötigte Zeit schwer einzuschätzen ist. Für den mobilen Dienst stellt dies eine große Herausforderung dar, denn die Lösung ist schlichtweg Zeit nach Bedarf. Aber wie kann Zeit gemessen als Zeitspanne trotzdem ausgehebelt werden, mit dem Anspruch gute und harmonische Betreuung zu bieten?

„D3: des is des Problem dass die Angehörigen manchmal bestimmen das
muss sein und so das muss gemacht;
C3: darum [wäre nicht schlecht,
D3:   und die des /d/] die wolln das manchmal nicht; und
C3: bissi mehr Zeit [planen] u /überhaupt/ bei Demente
A3:   ja,]
C3: [(unverständlich)]
A3: aber es ist] schwierig nach offen hin a Zeit zu planen [ne,
C3:   ja=ja]
A3: wei wir miassn donn jo arbeiten
D3: (gehen) zum nächste ja, [dann musst du zum nächste,
A3:   also des ist schwierig] brauch i jetzt a
Stund, brauch i zwa?
D3: jo jo,
A3: auf der ondan Seitn host vielleicht an zufriedenen Klienten, ne,
D3: mhm; na ja aber der nächste wird nicht zufrieden wenn er ein paar Stunden

((lachen der Gruppen))
A3: alles kann ma nit [hom;
D3:　　　　　　　ja ja] das is das;" (GD3: 189-208).[23]

Die Zeit ist einerseits schwer zu planen, meint Romana, denn die nächste Kundschaft wartet bereits. Die Zeit bleibt schwer abschätzbar. Die Gruppe Brot zeigt durch das Ausloten unterschiedlicher Zeitvarianten die Ausweglosigkeit aus diesem Zeitdilemma auf. Die Zeit an sich, als künstliches Konstrukt, entspricht nicht dem Erfahrungsraum der BetreuerInnen, denn es wird in allen Gruppendiskussionen offensichtlich, dass Zeit als fremd wahrgenommen wird.

Folgende Orientierungen der Zeit (vgl. Abb. 4) konnten durch die sequenzielle Analyse herausgefunden werden. Dabei zeichnen diese drei Zeitverständnisse eine Entwicklungsabfolge nach, die schlussendlich in der Typik „Umwandlung der Kernprozesse und der Zeit" gezeigt wird (vgl. Kap. 6.3). In der folgenden Darstellung (vgl. Abb. 4) wird dieser Ablauf von Zeitverständnissen dargestellt.

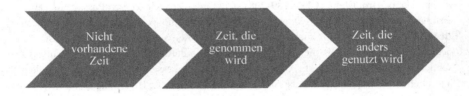

Abbildung 4: Eigene Darstellung: Orientierungen der Zeit

In der Gruppe Markt vollzieht sich in einer Passage (vgl. F GD1 VDP: 397-489) dieser komplette Ablauf von Zeitverständnissen. Nicht vorhandene Zeit ist Zeit, die die BetreuerInnen nicht haben. Zeitdruck entsteht durch die festgeschriebenen Zeitvorgaben

---

23　Standardisierte Übersetzung: D3: Das ist das Problem, dass die Angehörigen manchmal bestimmen, dass muss sein und so muss das gemacht (Anm.: werden). C3: Darum wäre nicht schlecht... D3: Und die (Anm.: PmD) wollen das manchmal nicht und... C3: Ein bisschen mehr Zeit planen, überhaupt bei den Dementen. A3: Ja. C3: (Anm.: unverständlich). A3: Aber es ist schwierig, offen eine Zeit zu planen. C3: Ja, ja. A3: Weil wir müssen dann ja (Anm.: weiter) arbeiten. D3: Zum Nächsten gehen, dann musst du zum Nächsten. A3: Also das ist schwierig. Brauche ich eine Stunde, brauche ich zwei? D3: Ja, ja. A3: Auf der einen Seite hast du vielleicht einen zufriedenen Klienten. D3: Mhm, na ja, aber der Nächste wird nicht zufrieden sein, wenn er ein paar Stunden (Anm.: warten muss). A3: Alles kann man nicht haben. D3: Ja, ja, das ist das.

durch die/den FördergeberIn. Die elektronische Zeitmessung zeigt bei jedem Einsatz präzise die Dauer der Minuten bzw. die verbleibende Zeit an.

Aber Zeit kann genommen werden. Für Claudia in der Gruppe Markt sind das die obligatorischen zehn Minuten, die immer Raum finden. Für Andreas können zehn Minuten viel Zeit sein, denn in der Relation gesehen nehmen diese viel Platz ein, wenn ohnedies wenig Zeit vorhanden ist. Anzumerken ist, dass die meisten Betreuungseinsätze sich im Bereich von 45-60 Minuten bewegen.

Dieser Zeitdruck ist äußerst kritisch zu hinterfragen, steht er doch in Verbindung mit wirtschaftlichem Druck durch die LeistungsträgerInnen und die Förderungen, die immer stärker Verkürzungen der Leistungszeiten bedingen. Lukas Slotala und Ullrich Bauer benennen es mit „*Arbeitsverdichtung durch radikale Verkürzung der Einsatzzeiten*" *(Slotala, Bauer 2009: 62)*, und bringen es damit auf den Punkt.

Für Claudia ist dennoch klar, wenn diese zehn Minuten für eine Person nicht aufgewendet werden können, dann müssen diese parallel zur Pflegetätigkeit erbracht werden. Typisch in dieser Passage führt die Orientierung und Thematisierung der Zeit zum Kern der Sache. Gelingt es nicht aufgrund von fehlender Zeit oder schlecht genutzter Zeit eine befriedigende Betreuungssituation zu schaffen, vermag es letztlich nur die anders genutzte Zeit, die umgewandelte Zeit, die Bedürfnisse der PmD zu stillen.

Die Zeit anders genutzt, bedeutet für die Teilnehmenden, die beruflichen Kernprozesse umzuwandeln. Die PflegerInnen sehen keinerlei Notwendigkeit darin, die Tätigkeiten durchzuführen, die in ihren Funktionsbeschreibungen ihre Aufgaben darstellen würden. Es besteht Einigkeit darüber, dass die Zeit, die man für die Person da sein kann, höchste Priorität hat, auch wenn noch Unsicherheit mitschwingt.

So ist es beispielsweise für Claudia und Oliver im Diskurs eine diffuse Sache, zwischen der Durchführung der Kernprozesse und der Zeit, die sie der betreuten Person widmen wollen, eine Balance zu finden. Lösungen werden gesucht, die einerseits in der Parallelität der Handlungen gesucht werden oder aber auch in einer Verteilung der Zeit. Claudia besteht darauf, dass Zeit für die betreute Person da sein muss. Unnötige Kernprozesse sollten für die PmD anderweitig eingesetzt werden. Das verdeutlicht die Umwandlung der Kernprozesse (vgl. F GD1 VDP: 397-489).

Dieser Umwandlungsprozess wurde von der Gruppe Markt noch nicht zu Ende gedacht. Die Gruppe Salz allerdings befindet sich in einer fortgeschrittenen Phase.

Geleitet von der Vehemenz Ricardas wird über mehrere Passagen hinweg ein aufgewühlter Diskurs geführt, der schließlich inkludierend antithetisch endet. Diese Passage veranschaulicht auch die Herausforderung der Rekonstruktion des Diskurses. Über drei Passagen hinweg war nicht eindeutig, ob es sich um einen oppositionellen oder antithetischen Diskurs handelt. Die Suche nach dem Ende der Passage (vgl. Kap. 4.5) ist richtungsweisend. Ein oppositioneller Diskurs wäre schließlich exkludierend und würde keine gemeinsamen Erfahrungsräume veranschaulichen.

Ricarda besteht in diesen Passagen darauf, dass die Zeit nicht richtig genutzt wird. Sie ist der Ansicht, dass die Zeit nicht zu knapp ist. Ganz im Gegenteil, sie unterstreicht die Möglichkeiten der mobilen Pflege. Was den Diskurs antithetisch macht, sind zwei unterschiedliche Orientierungen, die hier zum Tragen kommen. Ricarda hat die Kernprozesse schon umgewandelt, wobei die Gruppe noch verankert ist in Arbeitsaufgaben, die erst geschehen müssen, bevor Zeit für die betreuten Personen zur Verfügung steht. Diese Orientierungen prallen zwar aufeinander, dennoch endet die Passage mit einer Konklusion im Modus einer Synthese. D. h. die scheinbar widersprüchlichen Orientierungen verlagern sich auf eine einzige Orientierung (vgl. Przyborski 2004: 75). Alle Ungereimtheiten lösen sich darin auf, dass mobile Betreuung nicht von der Zeit abhängig ist (vgl. F GD5: 429-492/376-423/306-371). Eine passende Textpassage findet sich in an späterer Stelle (vgl. Kap. 6.2).

Im folgenden Kapitel zeigt sich abermals eine Orientierung, die in der Typik „Umwandlung der Kernprozesse und der Zeit" (vgl. Kap. 6.3) ihren Niederschlag findet.

5.5   Fortbildung exkludiert

Diese Orientierung weist einige Besonderheiten auf. Zum einen wurde sie ohne Nachfrage der Moderatorin von den Teilnehmenden nicht eigenständig zur Sprache gebracht. Zum anderen entstand besonders in diesen Passagen, die von der Nachfrage nach Fortbildung und Ausbildung eingeleitet wurden, in mehreren Gruppen ein exkludierenddivergenter Gesprächsmodus. Dieser wird angezeigt durch Rahmeninkongruenzen (vgl. Kap. 4.5). Die Teilnehmenden reden am Rahmen vorbei, ohne dies aber explizit auszudrücken. Vielmehr werden die Inhalte unscheinbar in den falschen Rahmen gesetzt. Die Gruppe Markt, Brot und Zucker bildeten exkludierende Diskursmodi. Ein Beispiel einer solchen Falschrahmung dient hier der Veranschaulichung:

> *„A3: aber man konnte da gute Verbindungen [herstellen*
> *C3:   mhm]*
> *A3: also wichtig is reden, [Erfahrung*
> *C3:   mhm]"* *(GD3: 1101-1104).*

In diesem kurzen Abschnitt, entnommen einer längeren Passage (vgl. F GD3: 1047-1121), lässt sich eine Rahmeninkongruenz veranschaulichen. Vorweg erzählt Romana vom Film „Honig im Kopf" mit dem deutschen Darsteller Till Schweiger. In diesem Film geht es um einen an Demenz erkrankten Großvater. Sie konnte durch diesen Film gute Verbindungen zu ihrem Alltag mit PmD herstellen und sie sieht darin eine Form von Fortbildungsmaßnahme. Die vorläufige Konklusion, dass die Erfahrung wichtig sei, befindet sich nicht im Rahmen. Dennoch benutzt sie das verbale Ausdrucksmittel „also", um diese Synthese anzuzeigen. Es entsteht der Anschein, dass Romana an das Thema anschließt.

Im Verlauf der Passage gelingt es nicht mehr, vollständig in den Rahmen zurückzukehren. Anna startet diesen Versuch und lobt die Fortbildungsangebote der CEW, was Stana heftig differenziert. Ihrer Ansicht nach ist es nicht die Fortbildung, sondern die praktische Umsetzung, die es erst ermöglicht Kenntnisse zu erlangen. Über diesen Punkt gelangt die Gruppe schließlich zum Austausch untereinander. Stana versucht das Thema auf den Punkt zu bringen: „*Mehr Erfahrungen ja, und das musst du in alles, und dann für dich selber jede ei- einzige Person herausholen*" *(GD3: 1119-1120)*.

Ein anderes Beispiel für den exkludierten Charakter der Orientierung „Fortbildung" zeigt sich in der Gruppe Zucker. Auch hier schlittert die Gruppe bald nach der Initiierung der Passage durch die Nachfrage der Moderatorin in eine Rahmeninkongruenz. Über die „Erfahrung" sowie die „Kreativität" und „Information", verlässt die Gruppe das Thema der Fortbildung.

In einer szenischen Darstellung berichtet Elfriede ihr Erlebnis mit einem Kunden, den sie nicht kannte und demnach auch nicht wusste, dass er an einer Demenz erkrankt ist. Dieses Erlebnis zeigt sich später in der Typik des „Phantoms" in derselben Gestalt (vgl. Kap. 6.1.1). Elfriede erzählt, dass es ihre Art sei, die betreuten Personen selbst darüber entscheiden zu lassen, wie sie ihre Betreuungssituation gestalten wollen und welche Art von Hilfe sie benötigten. Für diesen Kunden war dies aber die falsche Herangehensweise und er reagierte mit Abwehr. Er erwartete sich mehr Führung und Sicherheit (vgl. F GD4 VDP: 574-674). Elfriede hätte sich mehr Information gewünscht. Information ist ein oftmals verwendetes Stichwort in den Gruppendiskussionen. In seinem Orientierungszusammenhang bleibt es schwer zu fassen. Vorwegzunehmen ist, dass Information nicht in Zusammenhang mit Fortbildung gesehen wird. Zwei Hauptorientierungen in Bezug auf Information konnten festgestellt werden:

- Information wird in unterschiedlichen Passagen abstrakt eingesetzt, und schließlich von „Gespür, Geduld, Kreativität, Vertrauen" abgelöst. Es bleibt unklar, was Information für die Gruppen bedeutet und welche Rolle sie spielt (vgl. F GD1 VDP: 487-644, F GD4 VDP: 574-674).

- Information meint den Austausch untereinander – zwischen KollegInnen und auch den unmittelbaren Führungskräften. Es bleibt weiter unklar, welche Information gemeint und gewünscht ist. Information wird aber von den Gruppen nicht in den Kontext von Fortbildung gesetzt.

Fortbildung bedeutet aber nicht nur sich Wissen zum Thema der Demenz anzueignen, sondern auch die eigene Stressprophylaxe und der Umgang damit stehen dabei im Zentrum. Allerdings wird das Thema der Stressprophylaxe noch weitaus weniger in die Erfahrung der Teilnehmenden inkludiert.

Eine stellvertretende Passage dafür liefert die Gruppe Markt, in der diskursiv die Grenzen von Fortbildung, und von dem, was als diese gelten kann, in einer Rahmeninkongruenz produziert werden. Die Frage von Andreas, was zu tun ist, wenn man als MitarbeiterIn an seine Grenzen stößt, stellt sich im Diskurs als Divergenz dar. Sie bietet zwar die Verbindung an, dass Fortbildung sich nicht nur auf Wissenstransfer, sondern auch auf soziale Kompetenz der MitarbeiterInnen beziehen kann. Dennoch zeigt sich im Diskurs eine Rahmeninkongruenz durch die Entschlüsselung der Performanz. Diese Passage ist ein Beispiel für das Prinzip der Einklammerung des Geltungscharakters (vgl. Kap. 3.2). Die Orientierung produziert sich durch den Gruppendiskurs und nicht durch Interpretationen der Forscherin (vgl. F GD1 VDP: 662-726). Es sind also weder die Fortbildungen zum Thema Demenz noch die Fortbildungen im Bereich der sozialen Kompetenz, die einen Erfahrungsraum der TeilnehmerInnen anzeigen.

Wissenstransfer kann ein durchaus lohnenswerter Bereich für weitere Forschung sein. Offensichtlich sind Fortbildungsangebote noch längst nicht dahingehend konzipiert, dass sie den Transfer von Wissen in die Praxis ermöglichen.

Natürlich ist neben inhaltlicher Fortbildung die Selbstpflege, wie sie Andreas anspricht, ebenfalls zu beachten. Die AutorInnen Ana Barbosa und weitere AutorInnen präsentierten im „American Journal of Alzheimer's Disease and Other Dementias" eine Studie, in der sie feststellten, dass vor allem die Begleitung der Pflegepersonen nach einer Selbstpflegeintervention maßgeblich für das Gelingen der Maßnahme ist (vgl. Barbosa et al. 2015: 130ff.).

Die vorliegende Orientierung ist ein wichtiger Baustein der später dargestellten arbeitsräumlichen Typik der „Umwandlung der Kernprozesse und der Zeit". Wie Organisationen darauf reagieren könnten oder sollten, wird im Ausblick (vgl. Kap. 7) thematisiert.

5.6 Das Dilemma der Bezugspflege und der Rhythmus

„Irgendwie das (1) i hab das Gefühl, die kommen in so ein-eine Kreis wo da Ritual is; ne wenn da irgendwas regelmäßig die das kommt irgendwie das die das die wissen schon was ist das; und wenn wir das beginnen dann dann kommt es wirkli- wirklich so in was ist da zu machen passt." (GD3: 418-422).[24]

Die Gruppendiskussionen lassen vorerst inhaltlich keinen Zweifel darüber offen, dass Bezugspflege für PmD von Vorteil ist. In der Rekonstruktion der Diskurse allerdings erschließt sich der gemeinsame Erfahrungshintergrund, der in der Entwicklungstypik „Von der Bezugspflege zum Ich" (vgl. Kap. 6.2) dargestellt wird.

Bezugspflege bedeutet im Sinne der CEW, dass eine bestimmte Anzahl an Betreuungspersonen bei einer bestimmten Person im Einsatz sein darf. Je nach Ausmaß der Stundenanzahl der Betreuung ist der Wechsel des Betreuungspersonals in einem prozentuellen Höchstmaß ausgedrückt. Bezugspflege ist ein fix installiertes Konzept der Caritas Erzdiözese Wien und kann mittels Computersystem auch auf seinen Erfolg oder Misserfolg hin ausgewertet und messbar gemacht werden (vgl. Caritas der Erzdiözese Wien 2013: 4). Es muss hier kritisch hinterfragt werden, an welchen Indikatoren Bezugspflege gemessen wird bzw. was die CEW unter Bezugspflege versteht.

Die Caritas Bezugspflege lehnt sich an das Konzept des „Primary Nursing" an und erweitert dieses Konzept in Anlehnung an die besondere Situation in der mobilen Betreuung auf eine Bezugspflegegruppe. Das bedeutet, dass eine ausgewählte Gruppe an MitarbeiterInnen (HH, PH und DGKS/DGKP) für eine Person zuständig sein sollte (vgl. Caritas der Erzdiözese Wien 2013: 6). Das Konzept des „Primary Nursing" (1969) geht auf die US-amerikanische Pflegewissenschaftlerin Mary Manthey zurück. Dieses Konzept bezog Manthey auf den Umgang mit PatientInnen im stationären Setting. Eine Pflegekraft sollte primär für eine/einen PatientIn von der Aufnahme bis zur Entlassung zuständig sein (vgl. Hiemetzberger et al. 2013: 173).

Neben den oben genannten messbaren Faktoren definiert die Caritas „Bezugspflege" verkürzt dargestellt so: Bezugspflege garantiert eine Hauptbezugsperson, die kontinuierlich den Pflegeprozess begleitet. Diese Bezugsperson ist die Hauptansprechperson und sie ist nicht an eine besondere Berufsqualifikation gebunden. Bezugspersonen kümmern sich um den Informationsaustausch sowie die Kooperation und Vernetzung mit Therapien und anderen Dienstleistungen. Die Aufgabe der Bezugsperson ist es, alle vorhandenen Mittel (materiell, kulturell, physisch, psychisch etc.) als Ressourcen der betreuten

---

24 Standardisierte Übersetzung: Irgendwie habe ich das Gefühl, dass die (Anm.: PmD) in einen Kreis der Rituale kommen. Wenn man etwas regelmäßig macht, dann kommt das irgendwie, dass die wissen, was es ist. Und wenn wir dann damit beginnen, dann passiert es so, dass sie wissen, was nun passend ist.

Personen sowie die Mittel der Organisation wirtschaftlich einzusetzen (vgl. Ertl et al. 2007: 8, zit.n. Caritas der Erzdiözese Wien 2013: 6).

Bezugspflege zeigt sich in den Gruppendiskussionen als stark vertretenes Thema. Bezugspflege meint für die TeilnehmerInnen der Gruppendiskussionen mehr oder weniger die gleiche BetreuerIn, die eine Person ständig betreut.

Die Aufarbeitung des Themas fiel den TeilnehmerInnen aber durchaus nicht leicht, wie es durch das knappe und simple Verständnis zu erwarten gewesen wäre. Die Gruppe Salz gibt in einer Passage klassisch das Dilemma der Bezugspflege, wie sie von den TeilnehmerInnen verstanden wird, wider:

> „*D5: beim Dementen mit drei glaub i wärs [optimal net,*
> *C5:   genau;]*
> *D5: wonn soviele verschiedene kuman*
> *C5: do miassat miassat is aber a () es woa gestern so a Thema*
> *Dienstbesprechung bei Dementen es [gehen] immer die gleichen*
> *D5:   mhm]*
> *C5: homa eh kobt; jo, mit drei () wär ideal; Montog Dienstog Mittwoch*
> *sch- san a drei, wenn eh drei verschiede hischick;*
> *D5: ja,*
> *C5: und immer die drei gleichen is a net optima;*
> *B5: mhm*
> *D5: na jo; aber wenn se des wiederhoit Woche für Woche also*
> *C5: glaubst? Dass se der Demente so umstön ko?*
> *D5: na i glaub es m:: [es is*
> *C5:   uns] geht's guat;*
> *D5: uns geht's*
> *C5: aber in Dementen glaub i net;*
> *D5:[jo so gonz also i] finds net gonz schlecht na*
> *C5: bei die (Dementen)]*
> *i glaub die hätten am liabsten fünf Tog die gleichen;*
> *D5: jo,*
> *C5: oder zwa Leit in ana Wochen /dass ma sogt/ zwa Tog der drei Tog*
> *der oder [umgekehrt*
> *D5:   mhm]*
> *C5: des glaub i*
> *A5: guat des wird net machbar sein*
> *D5: des wird net mochbor sein jo,*

C5: eh net, aber i glaub [dass des für die Dementen] sicher gschickt
is aber" (GD5: 160-188).[25]

Diese Passage zeigt deutlich, wie die TeilnehmerInnen sich in ein Stadium des Dilemmas hineinbewegen. Zum einen, weil es die Strukturen des mobilen Dienstes unmöglich machen, immer die gleichen PflegerInnen einzuteilen und diesen Rhythmus auch einzuhalten. Zum anderen herrschte auch Diffusität darüber, inwieweit Bezugspflege überhaupt für die betreuten Personen und die BetreuerInnen gut ist. Vordergründig wurde das Thema im Zusammenhang mit Information über die KundInnen und Kommunikation untereinander behandelt. Mangelndes Wissen über eine Person erschwert die Betreuungssituation massiv.

In der Gruppe Fisch steigert sich Anita in ihren Anspruch hinein, dass der Rhythmus sehr wichtig ist und die Handlungen immer die gleichen sein sollten (vgl. F GD2 VDP: 627-674). Bezugspflege wird in der nachfolgenden Passage schon auf den Punkt gebracht, was sich später als Typik zeigen wird (vgl. Kap. 6.2):

„A2: oba, wie soll i des sogn? Ah m:ei Meinung is a sowieso noch, dass
die Demenzkronken ah sowieso jeden Tog einen bestimmten Rhythmus brauchen;
D2: ja
C2: ja ja ja,
D2: °auf jeden Fall°
A2: ja und des soitat [ma a einhoitn
C2:   immer ja genau] so is es;
A2: des is gonz wichtig ne,
C2: sehr wichtig bei dementen Leute is sehr sehr [wichtig
A2:   jo,] wei donn de
merken se des donn /und/ donn donn geht des automatisch, weis [wissen
C2:   mhm]

---

25 Standardisierte Übersetzung: D5: Bei Dementen wären drei optimal. C5: Genau. D5: Wenn so viele verschiedene (Anm.: Personen) kommen. C5: Dann müsste aber, das war gestern Thema bei der Dienstbesprechung, zu Dementen gehen immer die gleichen (Anm.: Personen hin). D5: Mhm. C5: Das haben wir gehabt. Drei wären ideal. Montag, Dienstag, Mittwoch, das sind drei, wenn ich drei verschiedene (Anm.: Personen) hinschicke. D5: Ja. C5: Und immer die drei gleichen (Personen), das ist auch nicht optimal. B5: Mhm. D5: Na ja, wenn man sich das Woche für Woche wiederholt, also. C5: Glaubst du? Kann sich der Demente so umstellen? D5: Nein, ich glaube, es ist... C5: Uns geht es gut. D5: Uns geht es... C5: Aber dem Dementen, glaube ich, geht es nicht (Anm.: gut). D5: Also ich finde es nicht ganz so schlecht. C5: Die Dementen, glaube ich, hätten am liebsten fünf Tage die gleiche (Anm.: Person). D5: Ja. C5: Oder zwei Leute in einer Woche. Man könnte sagen, zwei Tage dieser und drei Tage jener oder umgekehrt. D5: Mhm. C5: Das glaube ich. A5: Gut, das wird nicht machbar sein. D5: Das wird nicht machbar sein, ja. C5: Nein, aber ich glaube, dass es für die Dementen sicher gut ist, aber...

A2: wos als nächstes [scho
C2:   mhm]" (GD2 VDP:627-641).[26]

Eine Unschärfe ergab sich in den unterschiedlichen Gruppen zu den Begriffen „Rhythmus" und „Ritual". Vielfach werden die Begriffe bedeutungsgleich gebraucht. Und gerade diese Unschärfe ist Teil des Diskurses, denn es geht nicht primär um die Bedeutung der beiden Begriffe, sondern um deren Einsatz in den einzelnen Passagen. Rhythmus bezieht sich einerseits auf die Einsätze der MitarbeiterInnen und andererseits auf den Rhythmus der Betreuungshandlungen an sich. An dieser Stelle wird der Rhythmus zum Ritual und zeigt sich in der Verknüpfung mit Erinnerung und Biografie, wie es im folgenden Kapitel dargestellt wird.

5.7 Erinnerung und das Ritual

„Sog i wos hotn die Frau gern gmocht? Hof kiat hob i gsogt tuat ma lad sog i de hot zwa
Kinder aufzogn de muass nu mehr gmocht hom wia Hof kiat; na de hot immer nur Hof kiat
hob i gsogt des gibt's net hot de gstrickt () na nur Hof kiat." (GD5: 1153-1157).[27]

Auffällig an der Orientierung „Erinnerung" ist die starke Betonung des *Erinnerns* und nicht des *Vergessens*. Die Gruppen drücken hier durchaus Wertschätzung und auch Bewunderung für PmD aus. Demenz und Vergessen werden in den Medien und in der Literatur oftmals in einem Atemzug genannt. Die Perspektive in den Gruppendiskussionen ist eine andere. Das schlecht oder nicht funktionierende Kurzzeitgedächtnis wird nicht als Mangel erlebt, sondern vielmehr die starke Erinnerung an früher als große Ressource gesehen. Erinnerung meint nicht nur intensive Biografiearbeit, die in der mobilen Pflege der Caritas Erzdiözese Wien noch kein konzipierter Bestandteil ist wie etwa die Bezugspflege der Caritas der Erzdiözese Wien (2013).

Biografie bezieht sich bei den Teilnehmenden der Gruppendiskussionen auch auf die eigene Erinnerung bzw. auf die kollektive Erinnerung einer Kultur. Diese kollektive Erinnerung wird zwischen der BetreuerIn und der betreuten Person geteilt. Das repräsentativste Beispiel hierfür ist Weihnachten. Beide Personen teilen diese Erinnerung. Es braucht dafür keine Biografie, und trotzdem bewegen sich beide im Einklang. Wenn

---

26 Standardisierte Übersetzung: A2: Aber, wie soll ich das sagen? Meine Meinung ist, dass Demenzkranke soundso jeden Tag einen bestimmten Rhythmus brauchen. D2: Ja. C2: Ja, ja, ja. D2: Auf jeden Fall. A2: Und das sollte man einhalten. C2: Immer, ja genau, so ist es. A2: Das ist ganz wichtig. C2: Sehr wichtig bei dementen Leuten, sehr, sehr wichtig. A2: Ja, weil dann merken sie sich das, und dann geht es automatisch, weil sie wissen... C2: Mhm. A2: Was als nächstes kommt. C2: Mhm.

27 Standardisierte Übersetzung: Ich sagte: „Was hat die Frau gemacht? (Anm.: Antwort): „Den Hof gekehrt". Ich sagte: „Die hat zwei Kinder aufgezogen. Sie muss mehr gemacht haben, als nur den Hof gekehrt." (Anm.: Antwort): „Nein, sie hat immer nur den Hof gekehrt." Ich sagte: „Das gibt es nicht. Hat sie gestrickt?" (Anm.: Antwort): „Nein, nur den Hof gekehrt".

Anna aus der Gruppe Brot im Abenddienst zu Weihnachten mit ihrer Blockflöte den Leuten etwas vorspielt und mit ihnen Gebete spricht, dann befinden sich beide Personen in ihrer eigenen Erinnerung, die sie in Ansätzen teilen. Weihnachten ist ein erinnertes Ritual, und wie schon im vorigen Kapitel hervorgehoben (vgl. Kap. 5.6), ist es auch Rhythmus (Jahresrhythmus) zugleich.

Biografiearbeit geht aber weit darüber hinaus und beinhaltet, wichtige und einschneidende Details aus dem Leben der PmD zu kennen, um im Fortschreiten der Demenz diese als Ressource einsetzen zu können. PmD befinden sich in anderen Lebenswelten, die mit ihren unterschiedlichen Lebensabschnitten in Beziehung stehen. Diese Lebenswelten reichen oftmals weit in die Vergangenheit, bis in die Kindheit zurück. Das Wissen über diese Details ermöglicht es, einen Zugang zur PmD zu schaffen.

Biografiearbeit stellt sich im mobilen Bereich als Schwierigkeit dar, da die Rahmenbedingungen dafür noch nicht geschaffen sind. Beispielsweise ist der Umgang mit biografischen Daten noch sehr peripher in der Pflegedokumentation umgesetzt.

Aber informell arbeiten die BetreuerInnen mit den Biografien der PmD. Sie befinden sich auch mitten in der Biografie der Person, deren Wohnumgebung meist schon unzähliges Material aus einem langen gelebten Leben bietet.

„[…], so können Pflegende hierüber leicht biografische Anknüpfungspunkte finden, die neben der Kommunikation auch die pflegerischen Verrichtungen erleichtern" (Osborn et al. 2013: 13).

Die genaue Umsetzung von Biografiearbeit muss allerdings noch intensiv von den Organisationen erarbeitet werden. Biografiearbeit ist wichtig, um gegenwärtiges Erleben zu verstehen. Allerdings warnt die psychosomatisch-psychotherapeutische Sicht auch vor der Einstellung eines „biografischen Determinismus", der die Gestaltbarkeit des Lebens des alten Menschen aus Sicht der Pflegenden einzuschränken droht (vgl. Heuft et al. 2006: 95).

In einer Passage der Gruppe Brot wird die Erinnerung der Person als wichtige Ressource erschlossen, um in die Welt der PmD vorzudringen. Stana und Anna sind fasziniert davon, woran PmD sich erinnern können (vgl. F GD3: 490-531):

„D3: und der mit achtzig der redet, und wenn ich das frage was hat er gestern gemacht, was hat er gegessen das [das nicht oder] manchmal muss

B3:   (unverständlich)]

D3: er nachdenken und dann nachher und sagt er weiß ich nicht danach zwei Stunden dann sagt mir gleich; dasselb; was hat er gegessen. Aber nach zehn Jahre der ganze Geschichte erzählen;

B3: mhm des kennans ja,

D3: das hat mi [wirklich gestern i war sprachlos
B3:   mir hot gestern a Herr gsogt] ich weiß nie, wer ich glaub
es kommen mindestens zehn Personen von der Hilfsorganisation
zu mir; des stimmt aber net, aber er merkt sich halt keine Gesichter und
auch keine Namen, und ober ober er hot mir genau erzählt von seiner
Familie, wie oft er verheiratet war, wo er das zweite moi keirat hot, dass
er do in Marienburg woa und und und und und und er hat mir alle
Familienmitglieder, des ist a große Familie, aufgezählt dass des dort so is
und dort so ist und also des is von früher wissen sie alles;
D3: ganz kleine [Details
A3:   die] müssen wir aber auch wissen a [poa Sochn;
B3:   und des hilft]
dir wei dann weiß ich ah ha, der legt sehr viel Wert auf des
D3: ja ja," (GD3: 495-516).[28]

Diese Erinnerung führt zum Ritual. In einer anderen Passage erarbeitet die Gruppe Brot ebenso die Einführung von strikten Ritualen und das Schaffen von Strukturen durch immer wiederkehrende Handlungen. Weihnachten ist ein Fixpunkt im Jahresrhythmus, aber auch das tägliche Abreißen eines Kalenderblattes wird von der Gruppe angedacht (vgl. F GD3: 901-976).

Dahinter verbirgt sich auch der Wunsch der BetreuerInnen, das gewohnte Verständnis der eigenen Strukturen aufrechtzuerhalten, der Wunsch, Tages- und Jahresstruktur zu erhalten und zu festigen. Die eigene Person rückt dabei stark in den Mittelpunkt.

Inwieweit bei PmD die Forcierung von Ritual und Rhythmus überhaupt Sinn macht, kann als Frage gestellt werden. Anzudenken ist, ob es hierbei nur um eine Anpassung an bestehende Strukturen geht, um Betreuung im extramuralen Bereich überhaupt zu ermöglichen. Diese Orientierung steht schließlich im Kontrast zur Komplexität des Menschen, zur ständigen Veränderung und Unberechenbarkeit der PmD, was von den Gruppen ebenso betont wurde.

---

28 Standardisierte Übersetzung: D3: Und der mit achtzig, der redet, und wenn ich frage, was hat er gestern gemacht, was hat er gegessen, und manchmal muss... B3: (Anm.: unverständlich). D3: Er nachdenken und sagt, dass er es nicht weiß, und nach zwei Stunden, sagt er es mir gleich, was er gegessen hat. Aber nach zehn Jahren (Anm.: als Zehnjähriger), kann er die ganze Geschichte erzählen. B3: Mhm, das können sie. D3: Das hat mich gestern wirklich sprachlos gemacht. B3: Mir hat gestern ein Herr gesagt: „Ich weiß nie wer, ich glaube, es kommen mindestens zehn Personen von der Hilfsorganisation (Anm.: Name maskiert) zu mir." Das stimmt zwar nicht, aber er merkt sich keine Gesichter und auch keine Namen. Aber er hat mir genau erzählt von seiner Familie, wie oft er verheiratet war, wo er das zweite Mal geheiratet hat, dass er damals in Marienburg (Anm.: Name maskiert) war und und und. Und er hat mir alle Familienmitglieder – es ist eine große Familie – aufgezählt, dass es dort so ist und dort so ist. Also das von Früher, dass wissen sie alles. D3: Ganz kleine Details. A3: Die müssen wir aber auch wissen, ein paar Sachen. B3: Und das hilft dir, weil dann weiß ich, der legt sehr viel Wert auf das. D3: Ja, ja.

5.8 GegenspielerInnen – Angehörige

Eine relativ offensichtliche Orientierung, auch mit wenig Kontrastfällen, zeigt sich in der Behandlung des Themas der Angehörigen. Angehörige erscheinen in den Gruppendiskussionen als Eindringlinge und als lästige Befehlende. Sie sind die, die es nicht können und nicht besser wissen, aber die Betreuung bestimmen.

Der Forscherin ist an dieser Stelle wichtig zu betonen, dass sie nicht der Meinung ist, dass MitarbeiterInnen der CEW nicht adäquat mit Angehörigen umgehen können. Orientierungen sind atheoretische Zugänge, die sich in der Typenbildung als kleines Zahnrad eines großen Ganzen widerspiegeln. Darüber hinaus sollte vorweggenommen werden, dass besonders diese Orientierung zeigt, dass die Angehörigenarbeit eines der wichtigsten Felder zur Weiterentwicklung der professionellen Pflege darstellt.

Angehörige zeigen sich im Diskurs der Teilnehmenden als die Störenfriede einer ansonsten gut funktionierenden Beziehung. Für die MitarbeiterInnen, die vor allem durch den harmonisch-kreativen Zugang eine für sich und offensichtlich auch für die PmD angenehme Atmosphäre schaffen, erscheinen Angehörige als diejenigen, die Druck ausüben, die Tätigkeiten von den MitarbeiterInnen verlangen, die weder der betreuten Person noch der BetreuerIn zuträglich sind. In allen Gruppendiskussionen zeigte sich diese Orientierung in dieser Form. In der Gruppe Brot beispielsweise wurden die Angehörigen in den Rahmen des Diskurses zur exmanenten Nachfrage, was schlimm erscheint an der Betreuung von Personen mit Demenz, eingefügt. Die Teilnehmenden sahen sich vorerst in der Opferrolle. Die Angehörigen setzen die PmD einem Zwang aus. Dieser ist verbunden mit Tätigkeiten, die sie selbst bei ihren Angehörigen nicht mehr durchführen bzw. durchsetzen können. Die MitarbeiterInnen sehen sich in der Opferrolle, da die Angehörigen letztlich die Macht besitzen. Und dies, obwohl sie nicht denselben Zugang zur PmD erreichen (vgl. F GD3: 1264-1292).

Mit der Ansicht, Angehörige würden die Betreuungssituation boykottieren, ist auch die Meinung verbunden, Angehörige wissen nicht über Demenz Bescheid. Das wiederum führt dazu, dass weder sie selbst noch die PmD die Demenz akzeptieren können. In der Gruppe Salz ist das Thema der Akzeptanz eng verbunden mit der Hilflosigkeit von Angehörigen. Diese Hilflosigkeit macht schließlich mutlos, sich der Diagnose zu stellen.

Die nachfolgende Passage der Gruppe Salz beginnt damit, dass es schwierig ist, eine Diagnose für Demenz zu erhalten. Die Ärzte sind unwissend und uninteressiert. Darüber hinaus ist es die Angst vor dem Stigma, die die Akzeptanz von Demenz verhindert, sowohl bei den PmD selbst, als auch bei den Angehörigen. Schließlich mündet die Passage in einer Fokussierungsmetapher. Drastisch wird die Hilflosigkeit der Angehörigen geschildert, denen nicht viel Eigenkompetenz zugetraut wird. Sie können mit der Situation nicht umgehen und sind Spannungen mit den PmD ausgesetzt. Und obwohl Magdalena hier kurz die Rolle wechselt, und ihre Sicht als selbst betroffene Tochter schildert, so erhärtet sich der Erfahrungsraum. Denn die Konklusion steht fest, wie es Ricarda zusammenfasst: *„Aber du host trotzdem des Wissen aber du host trotzdem des Wissen; und hättens aber mehr Angehörigen würden sie sich nicht gegenseitig so aufeschaukeln und so verletzen."* *(GD5: 687-689)*. Ricarda ist davon überzeugt, dass Magdalena als betroffene Angehörige nicht dasselbe Unvermögen im Umgang mit PmD zeigen würde, wie sie es den Angehörigen in ihrem täglichen Arbeitsumfeld anlastet. Die Passage gipfelt in einem dramaturgischen Höhepunkt. Die Überforderung und das Unvermögen der ÄrztInnen und der Angehörigen wird performativ zum Ausdruck gebracht (vgl. F GD5: 503-689):

> *„C5: die Ärzte wärn hoit do scho sehr; wei wo gengan die Leit hi? Zum*
> *Hausorzt um Puival gengans immer*
> *B5: mhm*
> *C5: is so; wei wia san jo donn scho durt wonn nimma [geht;*
> *D5:   mhm]*
> *C5: wonn wonn eh scho da Huat [brennt;*
> *D5:   jo]*
> *C5: wonns überfordert san;*
> *B5: mhm*
> *C5: eigentlich schod ma kennt vielleicht scho Jahre vorher wos mochn*
> *hot ma scho a Krankheit übersehn; wonn ma aufmerksamer is ne, dass*
> *dena [(unverständlich)*
> *B5:   na das] is aber die Arbeit der Angehörigen; [weil] wir wissens gar*
> *D5:   mhm]*
> *B5: [nicht]*
> *C5: aber] donn müssens es wissen*
> *B5: die Angehörigen müssen es wissen*
> *C5: die müssens scho amoi wissen;*
> *B5: genau*
> *C5: dass wonn des zwamoi vorkumt dass die Herdplottn brennt donn moi*
> *denkt ah: hob (i) hoit vergessen drah ma hoit in Herd ob; dawei des*
> *D5: mhm*
> *C5: sondern dass ma sogt kennt wos sein [(unverständlich)"* *(GD5: 624-646).*[29]

29   Standardisierte Übersetzung: C5: Die Ärzte wären da halt schon sehr (Anm.: wichtig), weil wo ge-
     hen die Leute hin? Zum Hausarzt, um Medikamente (Anm.: zu holen), gehen sie immer. B5: Mhm.
     C5: Das ist so, weil wir sind dann dort, wenn es nicht mehr geht. D5: Mhm. C5: Wenn schon der Hut
     brennt. D5: Ja. C5: Wenn sie überfordert sind. B5: Mhm. C5: Eigentlich schade, man könnte viel-
     leicht schon Jahre vorher etwas machen. Dann hat man vielleicht schon die Krankheit übersehen.
     Wenn man (Anm.: aber) aufmerksamer ist, dass ihnen... B5: Das ist aber die Aufgabe der Angehöri-
     gen. Weil wir wissen es gar (Anm.: nicht). D5: Mhm. B5: Nicht. C5: Aber dann müssen sie es' wis-
     sen. B5: Die Angehörigen müssen es wissen. C5: Die müssen es schon einmal wissen. B5: Genau.

Diese Fokussierungsmetapher zeigt, wie die BetreuerInnen im Diskurs als eine Art RetterInnen abstrahiert werden.

Interessanterweise kommen Elisabeth Seidl und andere AutorInnen auf eine verblüffende Gegendarstellung aus der Perspektive der Angehörigen. Die Forschenden werteten Interviews mit Angehörigen von demenziell erkrankten Personen aus. Die Angehörigen klagten vielfach über die unflexiblen Zeiten der Pflegedienste, über unhöfliches und inkompetentes Verhalten des Pflegepersonals sowie Unwissenheit zum Thema Demenz (vgl. Seidl et al. 2007b: 54f.). In einer zweiten Studie wurden die Bedürfnisse pflegender Angehöriger in Gruppendiskussionen erhoben. Die Ergebnisse zusammenfassend zeigen, dass die Angehörigen sich vom professionellen Pflegepersonal einen ganzheitlichen Blick auf ihre Situation wünschen (vgl. Seidl et al. 2007a: 116). Sie wünschen sich flexible Zeiteinteilungen, umfassende Unterstützung in der Pflege und im Haushalt sowie verstärkte Möglichkeiten für Besuchsdienste (vgl. ebd.: 102f.).

Die Unzufriedenheit scheint also auf beiden Seiten zu liegen, was deutlich macht, dass eine Annäherung durch verstärkte Kommunikation notwendig ist. Auf das Thema der Angehörigen wird im Schlussteil der Arbeit noch einmal ausführlich eingegangen (vgl. Kap. 7.1), um mögliche Lösungsansätze zu entwickeln, dieser Problematik entgegenzuwirken.

5.9 Die eigene Angst und die Verwirrung

Eine weitere Orientierung der Gruppen ist eine Unschärfe der Definition der Demenz sowie eine persönliche Angst vor Demenz. Eine repräsentative Passage, mit einer aussagekräftigen Fokussierungsmetapher, zeigt eine große Unsicherheit zum Thema Demenz:

„E2: Für mich persönlich wäre interessant jetzt zu wissen, eh vorbeugende
Maßnahmen oder Früherkennung von Demenz eh [Erkrankung,
C2: mhm;]
E2: und wie kann ma da irgendwie ah Prozess verlangsamen,
beziehungsweise da eine ein- bisschen wirken;
B2: na ja das woa genau des wo i gesagt habe, welche Arten gibt es und
(unverständlich und nicht zuzuordnen im Hintergrund)
wie kann ich,
E2: ja, aber ob das dass ma nicht zu zu () dass die halbwegs gesunde
Menschen wo man denkt is da jetzt dement, oder ver:gesslich? Oder ()

C5: Dass wenn das zweimal vorkommt, dass die Herdplatte brennt, dann (Anm.: sollte man nicht) denken, habe ich halt vergessen, drehen wir den Herd ab. D5: Mhm. C5: Sondern, dass man sagt, da könnte was sein.

nicht konzentriert, weil er nicht genug ausreichend trinkt, bla bla bla,
C2: die Merkmale;
E2: [wie kann ma da ja, wie kann ma da ja,
C2: die die (Ursache) kommt;]
E2: vorbeugen dass nicht dazu [kommt,
C2:   Mimik,]
E2: [dass nicht so viele,
A2:   dass nicht] so schnell das [weiter aus(bricht) ne,
E2:   ja das, genau;]
C2:   Mimik] ((lacht))
A2: i woas nit [ob ma des[30]
E2:   ja, Sport] Gedächtnistraining was weiß i [(Reisen)
C2:   na ja::;] ah ah
ah des alles also ja,
E2: [Musik, Gerüche eh:
C2: mhm mhm mhm mhm]
E2: visuell,
C2: mehr Einschulung;" (GD2 NDP: 329-356).

In dieser Passage wird die gegenseitige Orientierung der „Orientierungslosigkeit" bezüglich des Themas Demenz erarbeitet. Die TeilnehmerInnen würfeln in hoher metaphorischer Dichte die unterschiedlichsten Themen ineinander. So finden sich in kurzen Abständen das Thema der Merkmale der Demenz, das Verhindern des Verlaufs von Demenz, der Vorbeugung vor Demenz und schließlich auch die Erkennung von Demenz. Und in diesem Gewirr an unterschiedlichen Komplexen findet Aida die Lösung im Modus einer Konklusion, dass es mehr Einschulung ist, die sie brauchen. Sie wird im folgenden Verlauf der Gruppendiskussion diese notwendige Einschulung in regelmäßigen Abständen im Modus einer rituellen Konklusion immer wieder einfordern (vgl. F GD2 NDP: 329-366).

Demenz wird in unterschiedlichen Gruppen mit Lebensumständen in Verbindung gebracht – mit Lebensumstände, die belastend sind, die ein Spiegel unserer Gesellschaft sind (vgl. F GD2 VDP: 851-948).

In einer anderen Passage der Gruppe Fisch ist es Amaya, die auf ihr Heimatdorf verweist. Gerade dort wären all die Gründe, die oftmals mit der Entstehung von Demenz in Verbindung gebracht werden, nicht vorhanden. Dennoch würden auch dort die demenziellen Erkrankungen immer mehr werden. Diese Passage greift zurück auf die Orientierungslosigkeit zum Thema. Argumente werden entkräftet, die zur Entstehung von De-

---

30 Standardisierte Übersetzung: A2: Ich weiß nicht, ob man das.

menz beitragen könnten. Das wiederum verstärkt die Angst und Unsicherheit der Teilnehmenden (vgl. F GD2 VDP: 951-1008). Die Gruppe arbeitet sich in dieser Passage weiter zur verstärkten Medikamenteneinnahme älterer Menschen. Aida findet dadurch die Konklusion: *„Früher haben Menschen nicht so viele Medikamente genommen; aber heutzutage die nehmen alle Medikamente, kein Wunder dass wir alle blem blem[31] sind;"* (GD2 VDP: 1006-1008).

Das Thema Demenz ist also für die TeilnehmerInnen nicht so leicht zu fassen.

Die AutorInnen Sascha Muz, Stefan Schmidt und Roswitha Sterr kamen auf ein ähnliches Ergebnis. Sie suchten nach gesellschaftlich verankerten Gründen, die die Abneigung früher Diagnosestellung eines demenziellen Syndroms bedingen. In einer Studie führten sie Kurzinterviews durch, die ebenfalls rekonstruktiv ausgewertet wurden. Vor allem die Kategorie „Rationalisierung" (vgl. Muz et al. 2013: 351) deckt sich mit der hier beschriebenen Orientierung. Ganz spontan riefen die Interviewten unterschiedlichste Wissensbestände zum Thema Demenz ab. Diese Orientierung wird in den Gruppendiskussionen der vorliegenden Forschung als Verwirrung bzw. Orientierungslosigkeit wahrgenommen.

Demenz ist bei den Teilnehmenden auch verbunden mit Angst vor Demenz. Einerseits entsteht diese durch die oben skizzierte Verwirrung zum Thema und andererseits auch durch persönliche Erfahrungen der TeilnehmerInnen, die sich nicht nur auf den beruflichen Alltag beziehen.

Dennoch, wie in der hierarchischen Typik (vgl. Kap. 6.4) deutlich werden wird, bestehen letztendlich ein Machtanspruch und auch eine Abgrenzung von der demenziellen Veränderung selbst. Auch Andreas denkt über die Demenz nach. Er sucht nach Ursachen, reflektiert über seinen Lebenswandel und wie dieser möglicherweise das Risiko, an Demenz zu erkranken, beeinflussen könnte. In diesem Diskurs passiert ihm ein Missgeschick. Er vergisst, was er eigentlich sagen wollte. Die Teilnehmenden grenzen sich ab, vordergründig durch das Lachen, aber dennoch drückt sich Verunsicherung aus:

> *„B1: oder vielleicht leb ich so damit ich eine eine Demenz auch ja höchstwahrscheinlich bekomme oder so, weil ich mein ah dass ah ja ich find halt dass unser Leben halt sehr von Automatismen auch geprägt ist und dass das halt auch in meinen Augen etwas is was vielleicht sehr begünstigend wirken kann; () ahm aber das ist jetzt auch nur eine*

> *Annahme net; ahm jetzt hab ich jetzt hab ich vergessen was ich sagen wollt,*
> *[((lachen der Gruppe))*

---

31 Standardisierte Übersetzung: dumm.

B1: das is die Demenz]
MA: du sie beginnt zehn Jahre vorher du hast noch Zeit, nein
Entschuldigung
B1: vielleicht bin ich schon mittendrin und i was goa net,[32]
((starkes Lachen der Gruppe))" (GD1 NDP: 63-75).

---

32   Standardisierte Übersetzung: B1: Vielleicht bin ich schon mittendrin und ich weiß es gar nicht.

6. Typenbildung – Erfahrungsräume mit Demenz

Die aus den Fallbeschreibungen gewonnenen Orientierungen sollten nun im nächsten Schritt in Typen erfasst werden, die der Generalisierung dieser Orientierungen dienen. Voraussetzung dafür ist, dass zum einen nicht nur die Orientierung, sondern auch der jeweilige Erfahrungsraum, der als Hintergrund der Entstehung der jeweiligen Orientierung anzusehen ist, erfasst wurde. Dafür müssen unterschiedliche solcher Erfahrungsräume herausgefunden werden und voneinander abgegrenzt werden. Hier ist besonders die Perspektive der Forschenden wichtig, denn welcher Erfahrungsraum gesehen wird, ist davon abhängig. Um eine methodische Kontrolle zu erreichen, ist es daher notwendig, empirisches Material so dicht wie möglich zu sichten (vgl. Bohnsack 2014: 143ff.).

Wie geht nun die Typenbildung vor sich?

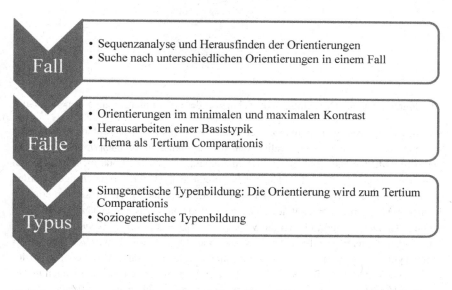

Fall
- Sequenzanalyse und Herausfinden der Orientierungen
- Suche nach unterschiedlichen Orientierungen in einem Fall

Fälle
- Orientierungen im minimalen und maximalen Kontrast
- Herausarbeiten einer Basistypik
- Thema als Tertium Comparationis

Typus
- Sinngenetische Typenbildung: Die Orientierung wird zum Tertium Comparationis
- Soziogenetische Typenbildung

Abbildung 5: Eigene Darstellung: Vom Fall zur Typenbildung – Etappe Typenbildung

Wesentlich in dieser Phase ist, die Orientierungsfigur an sich als Tertium Comparationis anzusehen. D.h. die/der ForscherIn sucht nach der Orientierungsfigur in ihrer Mehrdimensionalität. Gesucht wird nach der Figur in den unterschiedlichen Fällen mit ihren unterschiedlichen Orientierungsrahmen. Die Forscherin hat in dieser Arbeit nach den einzelnen Fallbeschreibungen ein eigenes System zur Rekonstruktion der Typiken erstellt. Die Vorgangsweise war folgende: Nach der Extrahierung der Orientierungen, begann die Forscherin, diese Orientierungen in unterschiedlichen Fällen zu vergleichen, um eine Basistypik zu erstellen, wie sie im Ergebnisteil als Orientierungen dargestellt werden (vgl. Kap. 5). Dieser Prozess führte sich solange fort, bis sich eine Typik erhärtete und somit weiter im mehrdimensionalen Prozess als Vergleichsparameter eingesetzt werden konnte. In der folgenden Darstellung wird dieser Prozess veranschaulicht.

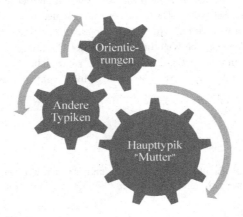

Abbildung 6: Eigene Darstellung: Die Zahnräder der mehrdimensionalen Typenbildung.

Über diesen Prozess gelangt man zu den einzelnen Typiken. Typenbildung meint in der qualitativen Forschung die Generalisierung von Ergebnissen. *Sinngenetische Typen* sind generierte Muster, die entsprechend der dokumentarischen Methode mehrdimensional erstellt werden. D.h. die unterschiedlichen vorerst analysierten Orientierungen werden abstrahiert. Sie werden nicht mehr nur in Kontrast zueinander gestellt, sondern erhalten in dieser Mehrdimensionalität jeweils eigene Bedeutungszusammenhänge (vgl. Nohl 2008: 57f.). Das wiederum bildet die Vorstufe der *soziogenetischen Typen*. Soziogenetische Typen hinterfragen die soziale Genese einer Orientierung bzw. einer sinngenetischen Typik. In der vorliegenden Untersuchung wurde außer dem Alter keinerlei soziogenetisches Datenmaterial erhoben. Das Alter variierte unter den Teilnehmenden unwesentlich. Hintergründe zum Milieu zeigten auch keine erheblichen Orientierungen (z.B. in Bezug auf Migrationshintergrund). Daher kann es nicht soziogenetisch miteinbezogen werden. Die Forschungsarbeit verbleibt auf der Ebene der sinngenetischen Typen.

Für die vorliegende Arbeit mussten die einzelnen Typiken, wie sie Bohnsack vorschlägt, modifiziert werden. Dies steht im Zusammenhang mit dem etwas unüblicheren Anwendungsgebiet der dokumentarischen Methode, wo die Gruppe ihre Verbindung im gemeinsamen Milieu des Arbeitsalltags findet. Bohnsack arbeitete vor allem bezogen auf die Jugendforschung folgende Haupttypik-Kategorien heraus: Entwicklungstypik, Bildungsmilieutypik, Geschlechtstypik, Generationstypik sowie die Typik sozialräumli-

cher Milieus (vgl. Bohnsack 2014: 51f.). In dieser Arbeit sind die Typiken zum einen
entwicklungstypisch (d.h. an eine progressive Abfolge gebunden) und zum anderen so-
zialräumlich zu betrachten (d.h. eine Arbeitsgemeinschaft als sozialräumliches Milieu).
Die Forscherin verwendet dafür den Begriff „arbeitsräumliche Typik". Zusätzlich wurde
eine hierarchische Typik herausgearbeitet, die die Beziehungen zwischen unterschiedlichen Beteiligten (z.b. MitarbeiterInnen und Angehörige) ins Zentrum stellen (vgl. ebd.:
143f.).

Eine begriffliche Schwierigkeit findet sich in der Literatur bezüglich Typik und Typologie (vgl. ebd.: 143ff.). Kelle und Kluge kritisieren eine begriffliche Unschärfe, indem
sie anmerken, es würde die allgemeine wissenschaftliche Anschlussfähigkeit nicht ge-
währleistet (vgl. Kelle, Kluge 2010: 89f.). Bohnsacks Unterscheidung in Typik (die eher
am Anfang des Analyseprozesses steht) und Typologie, die erst durch die Ausformulierung der Typiken entsteht (vgl. Bohnsack 2014: 52), kann die Forscherin aber durchaus
etwas abgewinnen, und sie entscheidet sich daher, diese Begrifflichkeit beizubehalten.
Die Unterscheidung Typik und Typologie spiegelt schließlich einen Teil der Arbeitsweise der dokumentarischen Methode wider, nämlich die Rekonstruktion der Wirklichkeit in allen Stufen der Analyse. Aufgrund dessen entschließt sich die Forscherin im
Abschnitt „Vom Phantom zur Mutter" (vgl. Kap. 6.1) von einer Typologie zu sprechen,
da diese am Ende der Generierung der *einzelnen* Typiken steht und die Klammer um
alle entwickelten Typiken bildet. Die Typologie „Vom Phantom zur Mutter" bildet
schließlich jenen *Sinnzusammenhang* für das idealtypische Verstehen, wie es Max Weber definierte (vgl. Weber 1976: 4, zit.n. Bohnsack 2014: 146). Die Muttertypik ist das
Weil-Motiv (vgl. Weber 1976: 123, zit.n. Bohnsack 2014: 147), aus deren Erfahrungsraum heraus sich die Handlungen verstehend interpretieren lassen.

In den folgenden Typiken werden exemplarisch Beispiele zur Veranschaulichung angeführt. Den Ergebnissen liegt umfassendes, aufwendig ausgewertetes Datenmaterial zu
Grunde, das im Anhang übersichtlich aufgelistet ist (vgl. Anhang 6).

6.1 Entwicklungstypologie: Vom Phantom zur Mutter

Diese Typologie entwickelte sich klassischerweise durch den fallübergreifenden Vergleich, das Abstrahieren von Orientierungen und Orientierungsfiguren, die schließlich
in einer eindeutigen Entwicklungstypologie zu rekonstruieren waren. Diese Entwicklungstypologie zeigt die Interaktionsmuster mobiler Pflege aus der Perspektive der Pflegenden. Dieser Erfahrungsraum der TeilnehmerInnen lässt sich als ein sich entwickeln-
der Ablauf darstellen, der sich zwischen dem Moment der Phantomhaftigkeit bis zum
Mutterdasein bewegt. Phantomhaft ist der Moment, wenn die PmD nicht wahrnimmt,
wer da ist. Das Mutterdasein stellt schließlich die völlige Aufhebung der Gegensätze in
totaler Hingabe der Betreuungsperson und der Herstellung einer harmonischen Bezie-

hung dar. Daraus lassen sich andere Typiken ableiten, wie die der Abwehrreaktionen gegen Angehörige, Strukturen und Ärzte oder aber auch die Entwicklungstypik „Von der Bezugspflege zum Ich".

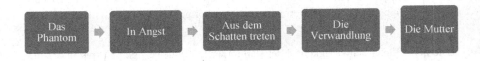

Abbildung 7: Eigene Darstellung: Vom Phantom zur Mutter

Ein auf dem ersten Blick ähnlich erscheinendes Modell findet sich bei Hildegard Peplau und ihren interpersonalen Rollen in der Pflegesituation. Peplau entwickelte 1952 ihr Modell der interpersonalen Pflegebeziehung. Vorerst unterscheidet sie vier Phasen der Beziehung zwischen PatientIn und Pflegeperson: Orientierung, Identifikation, Nutzung und Lösung (vgl. Peplau 1995: 42ff.). Innerhalb dieser Phasen der Beziehung gibt es unterschiedliche Rollen, die die PatientInnen, die Gesellschaft und auch die Pflegenden von sich selbst erwarten. Diese Rollen und die damit verbundenen Aufgaben der Pflegenden beschreibt Peplau phasenhaft: Die Rolle des Fremd-seins, die Rolle als Person mit Ressourcen, die Rolle der/des Lehrenden, die Rolle der/des Führenden und die Rolle des Ersatzes (vgl. Peplau 1995: 70ff.). Erich Grond hat in seinem Buch „Pflege Demenzkranker" (2014) Peplaus Modell adaptiert und fälschlicherweise auf PmD umgelegt. Dabei verbleibt seine Interpretation doch auf einer sehr oberflächlichen Darstellung:

> "Im Anfangsstadium der Demenz sieht der Mensch mit Demenz in der Pflegenden eine unbekannte Erwachsene; im fortgeschrittenen Stadium eine Tochter und im Endstadium eine Mutter, d.h. er ruft nach der »Mama«" (Grond 2014: 131).

Grond übersieht hier einen wesentlichen Punkt: Hildegard Peplaus Pflegemodell setzt voraus, dass die/der PatientIn „kommunikationsfähig" ist, d.h. es ist in dieser Form für PmD nicht anwendbar. Peplau meint dazu, dass die/der PatientIn die Bedeutung der jeweiligen Erfahrung verstehen muss. Wesentlich dabei ist, den Bedarf an Hilfe und den Nutzen professioneller Dienste zu erkennen (vgl. Peplau 1995: 46).

Gleichzeitig bietet Peplaus Interaktionsmodell auch viele interessante Aspekte, die im Kontext ihrer Zeit als fortschrittlich gelten müssen. Auch eröffnet das Interaktionsmodell Möglichkeiten zukünftiger Forschungsüberlegungen (vgl. D'Antonio et al. 2014: 312).

Das Modell unterscheidet sich grundlegend von der vorliegenden Muttertypologie. Der wesentlichste Unterschied liegt darin, dass die Typologie „Vom Phantom zur Mutter" den Erfahrungsraum der BetreuerInnen wiedergibt und sich nicht auf einen Pflegeprozess bezieht. Viele Pflegetheorien nehmen als empirische Grundlage den Alltag in stationären Einrichtungen – ebenso Peplaus Pflegetheorie. Sie zeichnet den Prozess von Eintritt ins Krankenhaus bis zur Entlassung nach. Die/der idealtypische PatientIn ist dabei die erwachsene Person.

Die Muttertypologie hingegen bezieht sich auf ein einzelnes Betreuungssetting, sie vollzieht sich im mobilen Dienst in ihren unterschiedlichen Stadien von einem Einsatz zum nächsten immer wieder aufs Neue. Die Perspektive ist die der BetreuerInnen, die ihr Erleben inkorporiert haben und in den Gruppendiskussionen produzieren.

6.1.1 Das Phantom

„Also da da war dieser Punkt wo sie Schlüssel ge- ihr Schlüssel in meinen Händen; °und das war schon aus und das war schon aus ja;°" (GD2 VDP: 204-205).

Die Entwicklungstypologie vom Phantom zur Mutter startet mit einem phantomhaften Stadium der BetreuerIn. An diesem Punkt kommt der Gaststatus der BetreuerInnen stark zum Tragen. Als fremde Person in einen fremden Haushalt zu kommen, zieht Unwägbarkeiten mit sich. Häufig wird bei PmD die Betreuung von den Angehörigen organisiert. D.h. die PmD sind zusätzlich nicht auf den ungebetenen Gast eingestellt. Jasmina bezieht sich im eingangs angeführten Zitat auf die Situation des Eintretens in die fremde Wohnung. Die betreute Person sieht den Schlüssel in ihrer Hand, mit dem Jasmina die fremde Wohnung betreten konnte, was große Unsicherheit bei der PmD auslöst.

Ein weiterer wichtiger Punkt ist, dass PmD nicht mehr realisieren, dass sie Hilfe in Anspruch nehmen sollten. Sie sind sich darüber nicht im Klaren, was diese fremde Person in ihrem Haus oder in der Wohnung zu suchen hat.

Diese Phantomtypik ist aber keineswegs an eine Erstbetreuungssituation gebunden, sondern erstreckt sich wiederum über die unterschiedlichen Phasen der Demenz, in denen sich die kognitiven Beeinträchtigungen zunehmend verstärken.

Ebenso kann die Typik an unterschiedliche BetreuerInnen gebunden sein. Wenn sich eine PmD an eine bestimmte Bezugsperson gewöhnt hat und diese auch zumindest emotional erkennt, ist es für eine fremde Person ebenso eine Herausforderung, sich einen Status in der fremden Umgebung zu verschaffen. Damit beginnt erst der Weg, die einzelnen Phasen der Typik zu durchlaufen.

Jayne Felgen vom „Creative Health Care Management" in Minneapolis beschreibt diesen Schritt hin zu einer „fürsorgenden und heilenden Umgebung" als Grenzüberschreitung der Pflegepersonen, in der sie mit *„großer Bescheidenheit auftreten müssen" (Felgen 2011: 35)*.

In den Gruppendiskussionen zeigt sich in mannigfaltiger Ausdifferenzierung diese Phase. In der Gruppe Fisch sieht sich Ursula als ein solches Phantom, weil Frau Fürst, die sie allerdings schon länger kannte, plötzlich gar nicht mehr dieselbe war:

> *„A2: ich hab angeläutet, sie hat aufgemacht,*
> *((lachen C2))*
> *A2: und () i war i war sprachlos [ja, weil i net weil i ja nicht*
> *C2:   Sie hat (unverständlich) geschlafen.]*
> *A2: gwusst hab dass sie wirklich so dement ist; es hot koaßn, ja, sie is hoit*
> *a bissl[33],*
> *D2: das ist diese Problem;*
> *A2: ja, [das habe ich nicht gewusst;*
> *E2:   einmal sind sie ganz nett,]*
> *B2: (das ist was ich) vorher gesprochen hab mit der Information;"* (GD2 VDP:
> *108-117).*

Ursula stand völlig ratlos bei Frau Fürst in der Wohnung und diese konnte sie nicht als ihre Betreuerin wahrnehmen. Ursula kam nicht das erste Mal zu Frau Fürst. Viele Male davor hatte sie dort Einsätze, hat mit Frau Fürst Tee gekocht und harmonische Zeit verbracht (vgl. F GD2 VDP: 81-167). Die Passage unterstreicht, dass Kontinuität bei PmD in der Betreuung nicht zu erwarten ist.

Ein Gast im Haus zu sein, ist hier nicht zutreffend. Vielmehr sind sie Eindringlinge, wie Tereza aus der Gruppe Brot feststellt: *„Wir stehen da plötzlich in der Wohnung drinnen" (GD3: 840-841).* Phantomhaft erscheint diese abstrakte Orientierungsfigur, da die Betreuungsperson gesichtslos ist. PmD befinden sich in ihrer eigenen Welt und in dieser können Betreuungspersonen nicht zugeordnet werden (vgl. F GD3: 838-900).

Claudia beschreibt diese Angst der PmD so:

> „Weil jede Fremde kommt bei mir hinein, jeder sucht herum, jeder macht das nimmt von mir weg ja," (GD1 NDP: 112-113).

Diese Angst von PmD kommt für die BetreuerInnen im phantomhaften Stadium als weitere Belastung hinzu. PmD erleben die Welt sowohl kognitiv als auch psychisch verändert. Angst vor Diebstahl bzw. die Annahme, bestohlen worden zu sein findet sich häufig bei PmD. In der Gerontopsychiatrie wird dieses Phänomen, das häufig bei Demenzen anzutreffen ist, als Bestehlungswahn angesehen. Der Bestehlungswahn wird vordergründig als Lösungsstrategie für die zunehmende Vergesslichkeit angesehen (vgl. Höwler 2012: 171f.). Hier muss hinzugefügt werden, dass in der hier beschriebenen

---

33 Standardisierte Übersetzung: A2: (Anm.: Weil ich nicht) gewusst habe, dass sie wirklich so dement ist. Es wurde mir gesagt, dass sie eben ein bisschen (Anm.: dement) ist.

„Phantom-Typik" dieser Bestehlungswahn eine andere Funktion bezeichnet. Es ist die Möglichkeit der PmD zu kommunizieren, auch Angst, Unbehagen und große Unsicherheit abzubauen. Diese erste Stufe der Entwicklungstypik findet sich in den Fallbeschreibungen als Orientierung bzw. als Arbeitstypik „Böses Erwachen" wieder. Böses Erwachen ist ein häufiges Szenario in den Gruppendiskussionen und leitet schließlich über zur nächsten Stufe der Entwicklungstypik.

6.1.2 In Angst

Als anschließenden Schritt nach dem Phantomstadium zeigt sich die BetreuerIn nicht nur ratlos, sondern auch verängstigt. Die Sprache der PmD, die von der BetreuerIn in diesem Moment des Eintretens in deren Welt nicht verstanden wird, wird als Unberechenbarkeit angesehen und in den Kontext, schlecht informiert zu sein, gestellt. Der Ruf nach Information wird laut. Diese Unberechenbarkeit wiederum schürt auch die Angst vor körperlicher Gewalt durch die PmD. Die Grundkenntnisse der BetreuerInnen zum Thema Demenz lassen sie auch Bezüge herstellen zu etwaigen Gewalterfahrungen, die sie mit falschen Reaktionen ihrerseits auslösen könnten. Diese Bilder sind oftmals vage und subtil. Hier ist die Rede von Kräften, die PmD entwickeln, die überdurchschnittlich stark gewertet werden (vgl. F GD3: 418-488): *

*D3: dass weiß ich dass die is nicht da und das ist das Krankheit und so,
/aber/ manchmal schon habe Angst dass ich kriege eine in Gesicht oder .
[so;
A3: ja] ja
D3: ehrlich gesagt bei beim eine Patientin die is groß und stark, wenn ich
was kriege da kann ich gleich am Boden liegen.
C3: mhm da weiß ma nie
D3: ja, ich hab das Gefühl die haben dann Kraft, wenn sie ge- wenn sie
so unruhig und so die ham irgendwie besondere Kräfte noch dazu;
C3: kannst du nicht kontrollieren;
D3: wia kontrollieren, jo, vielleicht wolln die das nicht aber da is
irgendwas zusätzliche irgendwas was das gibt das Kraft und so;
A3: ma derfs net unterschätzen,[34]
C3: ja,
A3: auch wenn sie oft sich kaum [bewegen oder irgendwos und im
D3:   [Ja aber trotzdem (unverständlich)] ja ja
A3: gleichen Moment host a Patschn[35]
D3: und wenn sie so () fühlen von uns dass das ah:: irgendwie das wir die*

---

34 Standardisierte Übersetzung: A3: Man darf sie nicht unterschätzen.
35 Standardisierte Übersetzung: A3: Im gleichen Moment bekommst du einen Schlag.

zwingen oder so; des kann mi schon vorstellen dass die wollen das nicht
und dann kriegt kriegens schon zusätzliche Kraft; das sie können sagen
nein und ich will das nicht und d- dann tun sie schieben oder so,
(3)" (GD3: 468-489).

Stana äußert ihre Angst vor Gewalt vor körperlicher Gewalt. Tereza und Romana vali-
dieren ihre Angst. Die körperliche Gewalt wird zu etwas Unberechenbarem. Die Ein-
ordnung dieser Kraft ist verbunden mit einer grundsätzlichen Verunsicherung zum
Thema Demenz.

Claudia führt diese Unberechenbarkeit der Reaktion auf einzelne falsche Worte zurück,
die sie irrtümlich gebrauchen könnte. Bei Worten wie: *„Warum () wieso wenn ich so-*
was frage dann kriege ich ein Antwort ((lachen ironisch)) und es ist auch wahr ja,"
(GD1 VDP: 675-676). Und „eine Antwort" erwähnt Claudia hier in ironischer Art und
Weise (vgl. F GD1 VDP: 662-726). Diese Antwort kann wiederum eine unberechenbare
Handlung von Seiten der PmD sein, die Claudia nicht einschätzen kann. Fragen nach
der Ursache mit warum- wieso- weshalb sollte vermieden werden. Das ist ein Prinzip
aus der Validation© (vgl. Feil, Klerk-Rubin 2013: 105). Es stellt eine Überforderung
von PmD dar, wenn sie die Gründe nicht mehr wissen und diese eher komplexen logi-
schen Denkstrukturen nicht mehr nachvollziehen können.

Es muss abermals darauf hingewiesen werden, dass eine völlige Konzentration auf Prinzipien der Validation© (vgl. ebd.: 58f.) nicht nur zu kurz greift, sondern auch unange-
messen ist. Validationsprinzipien sind nicht für jede an Demenz erkrankte Person gleich
anzuwenden. Ebenso, wie auch als wichtige Orientierung der TeilnehmerInnen dargestellt wurde (vgl. Kap. 5.1), verweist die Forscherin auf die Komplexität der Menschen
und der jeweiligen Betreuungssituation.

Die Verängstigung bleibt freilich nicht nur auf Seiten der BetreuerInnen. Die Angst auf
Seiten der PmD ist anzunehmen und erfordert den nächsten Schritt der Typologie, nämlich den der Annäherung.

6.1.3 Aus dem Schatten treten

„Und drum hob i immer gsogt Frau Zagler schaust beim Fenster und i i tua da winkn; bin i
zum Fenster /hintre/, und donn homa se noch gwunkn auf i woa draussn und sie woa scho
drin, und sie hot und do hots scho gwoat und do homa gwunkn und donn bin i gongan;"
(GD4 NDP: 375-380).[36]

---

36 Standardisierte Übersetzung: Darum habe ich immer zu Frau Zagler gesagt: „Schau beim Fenster
    raus und ich winke dir noch." Und ich bin nach hinten zum Fenster und wir haben uns gegenseitig

Aus dem Schatten herauszutreten ist die nächste Stufe auf dem Weg zur Mutterrolle. Aus der vorerst phantomhaften und schließlich verängstigten und verunsicherten Befindlichkeit beginnt die BetreuerIn, langsam in die Welt der PmD einzutreten.

Es geht hier um ein vielschichtiges Szenario, sich einer Person anzunähern. Es sind oftmals banale Schritte, die der Situation den Schrecken nehmen können. Viele PmD erschrecken sich, weil BetreuerInnen durch Benützung eines Schlüssels (Schlüsselsafe vor der Wohnungstür) unbemerkt in die Wohnung eintreten können. Dies kann mit Grüßen, Augenkontakt, Anläuten und Anklopfen umgangen oder abgeschwächt werden.

In einer Passage der Gruppe Brot schildern Romana und Anna in szenischen Darstellungen (vgl. F GD3: 838-900) diese Phase des langsamen Eintretens in diese fremde Welt, in der die betreute Person Romana überrascht ansah und sagte: *„ Wos heißt Guten Morgen, i hob glaubt es is no Ab:end" (GD3: 890)*[37].

Der ungebetene Gast ist schließlich da und muss sich Legitimität verschaffen. Diese Phase der Typik bezieht sich wiederum nicht allein auf die einzelne Betreuungssituation, sondern auf den gesamten Prozess einer längeren anhaltenden Betreuung. Es geht sehr stark um Biografiearbeit, auch darum, langsam Kenntnisse und Informationen über eine Person zu erhalten, einen *„Anknüpfungspunkt" (GD3: 528)* zu finden, wie es Romana nennt, der es ermöglicht, in Kontakt zu treten. Personen mit demenziellen Erkrankungen erinnern sich oftmals nicht an die BetreuerIn, auch wenn diese schon des Öfteren hier gewesen ist oder aber auch die ständige BetreuerIn der Person ist. Der Anknüpfungspunkt kann damit nicht die eigene Person der BetreuerIn sein, sondern nur das, was sie an Wissen und an kleinen Details über die Person zusammenträgt (vgl. F GD3: 490-531).

In einer anderen Dokumentpassage zeigen Michael und Elfriede im Diskurs die kleinen Schritte, die ausreichen, um aus dem Schatten zu treten. Frau Brunner braucht das Kuscheln. Elfriede wiederum meint, Frau Brunner braucht den *„Schmäh" (GD4 VDP: 204)*[38]. Gemeint sind kleine Details zu Beginn, die das Eis brechen, die die Brücke bauen. Über einen kurzen Diskursverlauf hinweg sprechen Elfriede und Birgit in dieser Passage univok, dass *alles* mit Frau Brunner problemlos abläuft, wenn man diese kleinen Details richtig einsetzt. Sie kreieren im Diskurs die vollkommene Betreuungssituation, die den gewaltfreien und harmonischen Übergang schafft: vom Phantomhaften aus dem Schatten heraus. Im Kontrast im selben Fall schafft Rainer just dies nicht, denn Frau Brunner braucht das Kuscheln. Mit dieser körperlichen Nähe ist aber Rainers

---

gewunken. Ich war schon draußen, und sie war schon drinnen. Dann bin ich gegangen. Ich habe immer gesagt: „Ich sperre zu und dann winke ich dir noch und dann muss ich weiterfahren."

37 Standardisierte Übersetzung: Was heißt Guten Morgen? Ich habe geglaubt, es ist noch Abend.
38 Standardisierte Übersetzung: Spaß machen.

Grenze überschritten. Er dringt nicht zu ihr durch und Frau Brunner bleibt „*bockig*" *(GD4 VDP: 241)* und ablehnend (vgl. F GD4 VDP: 202-315):

> *D4: do nimm es so und do duats so umandum mit die Händ, jo, donn setz*
> *e me hin, donn dama kuscheln und donn sog i so, und jetzt gemma aufs*
> *Klöchen, und donn rennts scho;*
> *A4: [jo, sie] geht eigentlich ganz [alanich;*
> *D4: jo also]*   *sie geht]*
> *A4: ohne vü Unterstützung jo [kann sie des jo,*
> *D4:*   *des is überhaupt] ka Problem*
> *A4: mhm*
> *D4: Bei der Fiala deafst de a net dummeln; des [wüs a*
> *net*
> *A4:*   *na des]*
> *[deaf ma **na** wenn ma an Druck hat, genau, dann mach] dann geht's dann*
> *C4: donn mochens as net;]*
> *D4: net des wüs a net wennst an Druck host donn mochens es net]*
> *A4: geht's in die verkehrte Richtung jo,*
> *D4: mhm donn geht goa nix*
> *A4: donn geht goa nix*
> *C4: mhm*
> *A4: [und wenn ma]*
> *B4: aber sie bildet] sich ein dass sie das nicht nötig findet was gemacht*
> *werden [muss" (GD4 VDP: 211-231).*[39]

Es hört sich nicht schwer an, wenn die Gruppe Zucker ihren Betreuungsalltag beschreibt. Sich einen Zugang schaffen bedeutet, keinen Druck ausüben. Druck wiederum ist es, wenn Rainer seine Vorstellungen darüber hat, welche Tätigkeiten zu geschehen haben, aber Frau Fiala seinen Vorstellungen nicht entspricht.

Ist der Zugang geschafft, dann kann auch die Betreuung und Pflege der Person gut durchgeführt werden. Aus dem Schatten treten heißt, sich einen Platz im Leben der betreuten Person zu verschaffen, sich bemerkbar zu machen und Teil der fremden Lebenswelt zu werden.

---

39   Standardisierte Übersetzung: C4: Ich nehme sie so und mache so mit ihren Händen, ja, und dann setz ich mich hin, dann kuscheln wir, und dann sag ich: „So, und jetzt gehen wir aufs Klo." Und dann läuft sie schon. A4: Ja, sie geht eigentlich ganz alleine. D4: Ja also, sie geht. A4: Ohne viel Unterstützung kann sie das ja. D4: Das ist überhaupt kein Problem. A4: Mhm. D4: Bei der Frau Fiala, darf man sich nicht beeilen, das will sie nicht. A4: Nein das darf man nicht, wenn man einen Druck hat, genau, dann geht es, dann machen sie es nicht mehr. D4: Nicht, das will sie nicht, wenn du einen Druck hast, dann machen sie es nicht. A4: (Dann) geht es in die verkehrte Richtung. D4: Mhm, dann geht gar nichts. A4: Dann geht gar nichts. C4: Mhm. A4: Und wenn man... B4: Aber sie bildet sich ein, dass sie das nicht nötig hat, was gemacht werden muss.

Wenn Birgit sich von Frau Zagler verabschiedet, wie im Eingangszitat dargestellt, steht es für das Überwinden des Phantomhaften und der Angst. Auch wenn Birgit nicht weiß, wie Frau Zagler sie am nächsten Tag erwarten wird.

Vorerst sind es kleine Schritte, die sich nun in der nächsten Phase in der Ausprägung der Metaphorik steigern. Im folgenden Kapitel wird dieser Schritt der Typologie aufgezeigt.

6.1.4 Die Verwandlung

Die BetreuerInnen erkennen, dass Personen mit demenziellen Erkrankungen sich vielfach in anderen kognitiven Zuständen befinden. Sie sind in anderen Zeiten, leben in ihrer Erinnerung und müssen in dieser Welt erreicht werden. Geduld ist hier der eigene Schlüssel, um diesen Prozess voranzutreiben. Das geduldige Abwarten und Ertragen einer Situation ist die Vorbereitung auf das Spielen einer Rolle. Michael aus der Gruppe Zucker beschreibt dies so: *„Wenn ma da Sohn is, oder oder oder der Papa, dass ma donn em a die Rolle des Papas oder des Sohnes übernimmt; °oder°?" (GD4 VDP: 28-29)*[40].

Er schließt hier daran an, dass manche PmD die Betreuungsperson als jemand anders, jemand aus der Vergangenheit (oftmals die Mutter) oder jemand aus der engen Familie ansehen. Diese Rolle, so die Forderung von Michael, sollte von der Betreuungsperson übernommen werden.

Letztlich setzt aber dieses Hineinschlüpfen voraus, dass eben dieses Gespür, diese Intuition, wie Elena aus der Gruppe Salz es nennt, vorhanden ist (vgl. GD5: 113-114). Diese Intuition ermöglicht es ihr, in jeder Betreuungssituation flexibel durchzukommen. Die Stufe der Verwandlung führt zur Anpassung der Betreuungsperson an die Lebenswelt der PmD und damit zur Akzeptanz darin. Ricarda stellt diese Vorgehensweise in Kontrast, indem sie kritisch nachfragt. Sie bezweifelt, dass diese starke Emotionalität für die BetreuerInnen das Beste ist (vgl. F GD5: 113-154).

Diese Verwandlung hat unterschiedliche Facetten, die von hohem Maß an Empathie gekennzeichnet ist. Empathie bezeichnet die Fähigkeit, die Gefühle anderer Menschen zu erkennen, zu verstehen und sich darin hineinzuversetzen. Empathie wird hier nicht nur als emotionale Eigenschaft verstanden, sondern als Fertigkeit, prozesshaft in Interaktion zu treten (vgl. Altmann 2015: 13). Auf die Frage der Empathie und Schlussfolgerungen aus der Typologie und den Typiken wird gesondert eingegangen (vgl. Kap. 7.3).

---

40 Standardisierte Übersetzung: Wenn man der Sohn ist, oder der Papa, dass man dann auch die Rolle des Papas oder des Sohnes übernimmt, oder?

Aber Empathie heißt auch, seine eigenen Gefühle, zumindest für die Dauer des Wahrnehmens des Gegenübers, auf die Seite stellen zu können. Diese Fähigkeit der Empathie kann bis zu direkter Maskerade führen und spiegelt dabei den prozesshaften Charakter wider. Wie Claudia aus der Gruppe Markt berichtet, kann diese Verwandlung auch wortwörtlich erfolgen. Claudia erzählt von einer Frau, bei der die BetreuerInnen absolut keinen Zugang finden konnten. Aber irgendwann wussten die Betreuenden den Grund:

„D1: hama extra Perücke da gekauft
weil wir haben lange da gedacht was kann ma
da machen,
C1: ((lacht)) wirklich?
D1: ja ja jeder hat sich die Perücke aufsetzen müssen ja, (1) man aber
man hat langsam langsam ist hineingegangen ja man hat ()Zeit
gebraucht [das war vor
C1:   also ja ich glaub]
*D1: **vierzehn** Jahre*
C1: das ist der Schlüssel zum egal ob das jetzt Demenzkranke sind oder
nicht oder ob das- also Vertra[uen das man das ()] die wissen ah der
wieder
D1:   das Vertrauen ist das (erst)]“ (GD1 VDP: 504-515).

Die Frau akzeptierte nur Betreuerinnen mit blonden Haaren. Wer zu ihr ging, musste sich eine blonde Perücke aufsetzen. Die absurde Situation, die Claudia hier schildert, und die im Diskurs zu Beginn von Oliver recht ungläubig belächelt wird, führt die beiden TeilnehmerInnen doch zu einer gemeinsamen Konklusion. Die Perücke steht nicht nur für die Abstrahierungsfigur der Verwandlung, sondern auch für Vertrauen. Es stellt das völlige Ankommen in der anderen Welt der betreuten Personen dar (vgl. F GD1 VDP: 487-544).

6.1.5 Die Mutter

„Mhm also i wenn is nieder leg donn sing i mit ihr immer leise sinkt der Abend nieder und donn moch i ihr a Kreizal und so, und und des do is ohne Probleme losst se se is Nochthemd oziahn und so des is so für sie wias- hiaz is Nocht hiaz gema schlofn" (GD4 NDP: 393-398). [41]

Die Mutterfigur in der dargestellten Entwicklungstypik kann als Haupt Tertium Comparationis der Arbeit gelten. Zu einem sehr fortgeschrittenen Stadium der Auswertung und

---

41 Standardisierte Übersetzung: Wenn ich sie ins Bett bringe, dann singe ich mit ihr immer „Leise sinkt der Abend nieder", und dann mach ich ihr ein Kreuzzeichen und so. Dann lässt sie sich problemlos das Nachthemd anziehen, denn das bedeutet für sie: „Jetzt ist es Nacht, jetzt gehen wir schlafen".

des Vergleichs konnte festgestellt werden, dass sich zumindest einige Typiken aus der Orientierungsfigur der Mutter ableiten lassen. In dieser letzten Stufe der Entwicklungstypik der BetreuerIn zeigt sich ein unbewusstes Verständnis einer guten Betreuung für PmD. Plakativ zeigt sich dies in der ersten Zeile des Schlafliedes „Leise sinkt der Abend nieder" und Michaels szenischer Darstellung, wie er es schafft, Frau Brunner ohne Probleme ins Bett zu legen (vgl. F GD4 NDP: 313-398). Möglich ist diese Haltung allerdings erst nach Durchlaufen der Stadien vom Phantom bis zur Mutter.

Frau Brunner braucht sehr viel körperliche Nähe. Eine Betreuung ist nur möglich, wenn man sich vollends auf dieses Bedürfnis einlässt. Dabei hinterfragt die Gruppe nicht ihr eigenes Rollenverständnis. Ganz deutlich erscheint dieses atheoretische Wissen in diesem konjunktiven Erfahrungsraum. Ersichtlich wird es dann, wenn der Raum in Gefahr ist und in Frage gestellt wird.

In der Gruppe Brot schafft es Romana nicht, sich in diese Rolle hineinzuversetzen. Die „kindliche Frau" ist ein großer Stressfaktor für sie. Die Frau ist in allen ihren Handlungen für Romana unberechenbar. Sie befindet sich in einer völlig anderen kognitiven Verfassung, in einer anderen Welt und verhält sich dementsprechend konträr zu Romanas Handeln. Romana ist in Zeitnöten und sie kann nicht die erforderliche Geduld aufbringen, wie es eine Mutter für ihr Kind tun würde. Wie bei Frau Brunner aus der Gruppe Zucker hätte vermutlich eine fürsorgliche Mutter die Situation entspannt (vgl. F GD3: 689-799).

Und ebenso geht es um das allumfassende Wissen, das eine Mutter über die Bedürfnisse ihres Kindes hat. Wie etwa Ursula, die am Beispiel von Frau Radegger in szenischer Darstellung die Situation schildert (vgl. F GD2 VDP: 308-385), wie sie die raffinierte Betreuung bei Frau Radegger im Griff hat. Ursula beschreibt, wie Frau Radegger das schmutzige Geschirr nach hinten stellt und ebenso die schmutzige Wäsche wieder einsortiert, darüber hinaus weiß Ursula was und wie Frau Radegger isst, weil diese in dieser Hinsicht Fürsorge benötigt:

B2: das isst sie alles nicht; das ist eine Erinnerung,
A2: ja,
B2: das (war eine Liste);
D2: ah,
B2: oder ich brauch drei Semmeln das schmeißt sie alles weg, sie isst
jetzt hauptsächlich Sü[ßes
A2:   Süßes;] ja;
B2: aber wenn du eigentlich nach Plan [gehst, sie weiß was sie [will,
E2:   ja,]
A2:   `   mhm]
B2: Kaufst du völlig falsche [Sachen ein;

E2:   *ja ja;]*
B2: und des hom ma a kobt wie die Heimhüfe noch /kuma san/ und wia
hom scho gwusst, ja, und irgendwie [woan donn mehr,[42]
A2:   *mhm]" (GD2 VDP: 318-332).*

Ursula ist wiederum nicht der Meinung, dass es Sinn macht, auf die Wünsche von Frau Radegger einzugehen. Vielmehr weiß sie genau und weiß am besten, was gut für Frau Radegger ist. In dieser Passage greift Ursula auch die Heimhilfen an. Dieser Faktor wird später berücksichtigt (vgl. Kap. 6.4) Als Orientierung kann es allerdings nicht angesehen werden, da es selten in den Gruppendiskussionen zu finden ist. Denn auch Anita, die die Passage validiert, kennt Frau Radegger und weiß, was sie braucht. Der Diskurs zeigt deutlich diese Typik einer Legitimation, das Richtige zu tun und das Recht zu haben, das zu tun. Die BetreuerInnen, die in der jeweiligen Situation in den fremden Haushalt eintreten, können dies nur aus diesem Erfahrungsraum heraus. Es ist eben das Fehlen von Legitimation im fremden Haushalt, das die Muttertypologie bedingt.

Klarerweise lässt sich aus dieser Entwicklungstypik ableiten, was die TeilnehmerInnen auch im Erfahrungsraum teilen. Es ist schwer oder gar nicht möglich, dieselbe Entwicklung als angehörige Person der/des Betreuten zu erleben. Angehörige haben längst eine zugeschriebene Rolle, sodass das Hineinwachsen in die Mutterrolle kaum möglich ist.

Der Titel der Arbeit „Leise sinkt der Abend nieder" verweist auf ein Volkslied[43] aus Österreich (Mostviertel). Es hat sowohl religiösen Charakter, kann aber auch als Schlaflied gelesen werden. Daneben ist es aber auch ein Totenlied, das den friedvollen Tod besingt und diesem den Schrecken nimmt. Dieses Lied steht als Metapher für die Mutterfigur, die wohlwollend Schlaflieder singt, um eine friedvolle Stimmung zu erzeugen.

6.2 Entwicklungstypik: Von der Bezugspflege zum Ich

Parallel zur Entwicklungstypologie „Vom Phantom zur Mutter" wird eine andere Typik erkennbar. Sie beginnt bei der Forderung nach Bezugspflege, führt über zum Rhythmus und endet beim Ich. Diese Typik entstand vordergründig aus der Behandlung des Themas der Bezugspflege in den Gruppendiskussionen. Sie ist darüber hinaus konjunktiver Erfahrungsraum der Orientierungen „Das Dilemma der Bezugspflege" (vgl. Kap. 5.6) sowie „Erinnerung und das Ritual" (vgl. Kap. 5.7). Die folgende Graphik zeigt diesen Kreislauf der wichtigen Betreuungsbausteine, in deren Mitte die Person mit Demenz

---

42   Standardisierte Übersetzung: B2: Das haben wir gehabt, als die Heimhilfe noch hingekommen ist, und wir haben schon (Anm.: alles) gewusst, und dann waren da mehr.
43   Textanfang: Leise sinkt der Abend nieder und das Tagwerk ist vollbracht. Will dich, Jesus, nochmals grüßen und dir sagen „Gute Nacht".

steht. Zu beachten sei hierbei der doppelseitige Pfeil zwischen BetreuerIn und PmD. Diese Perspektive ist auswechselbar. Nicht nur die betreute Person steht hier im Mittelpunkt, sondern vielmehr auch die BetreuerIn selbst. Ritual, Rhythmus und Erinnerung markieren den Weg zur eigenen Struktur der Betreuenden in der Betreuungssituation. Sie geben nicht nur den PmD Sicherheit, sondern sind Ausdruck der Individualität der BetreuerIn, in deren Kreislauf sie/er einzigartig ist.

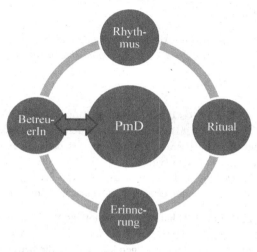

Abbildung 8: Eigene Darstellung: Betreuungskreislauf aus Sicht der MitarbeiterInnen

Aus den Fallvergleichen und ihren Orientierungen abstrahierte sich schließlich die Konzentration auf das „Ich" als gemeinsamer Erfahrungsraum in der Betreuung von Personen mit demenziellen Erkrankungen. Die BetreuerInnen teilen die Erfahrung, dass sie selbst es sind, die die beste Betreuung bieten. Die Anforderungen an eine gelungene Betreuung lassen auch keine anderen Schlussfolgerungen zu.

Im Kontrast dazu stellt Ricarda die Frage in den Raum, wie denn die BetreuerInnen damit umgehen, wenn sie immer die gleiche Person betreuen. Welchen Überforderungen sind sie dabei ausgesetzt? Sie nimmt einen Perspektivenwechsel vor, der von der Gruppe nicht geteilt wird. Vielmehr steht die PmD im Mittelpunkt, und diesem Wohl ist in jeder Hinsicht zu entsprechen (vgl. F GD5: 160-218).

Aber auch die Gruppe Salz, wie bereits im Kapitel „Zeit ist nicht gleich Zeit" (vgl. Kap. 5.4) dargestellt wurde, kommt über einen längeren Diskurs hinweg zu einer Konklusion, in der sich die hier dargestellte Typik zeigt:

> *„B5: das wäre nur das Thema diesbezüglich dass die Dementen eine eine*
> *Person m: al:so nicht so große Wechsel an Personen um sich herum*

haben. [Nicht aber
C5:   *aber i] glaub dos würd ma [wegmachen*
B5:   *grundsätzlich]*
C5: wonn wir a des Wissen hom jo,
B5: mhm
C5: dass wir des wegmochen kunnten wonn ma wissen wia ma durt
umgeh ko- kennan.
B5: stimmt ja
C5: dass as vielleicht oft goa net immer so wichtig is dass immer die
gleiche Person is sie muass immer des gleiche mochn, gleichen Zugong
hom;
B5: mhm" (GD5: 479-492).[44]

Das Einhalten des Rhythmus, das Durchführen des Rituals und das Pflegen der Erinnerung können letztlich nur von der BetreuerIn selbst durchgeführt werden. Aus der Unzulänglichkeit von unbekannten Betreuungssituationen, in die man geworfen wird, ohne informiert oder eingeladen zu sein (vgl. Kap. 6.1.1), führt der Diskurs die TeilnehmerInnen zur eigenen Logik, die in der Erhebungsphase von der Forscherin als Arbeitstypik mit „ich weiß es" und „ich kann es am besten" umschrieben wurde.

In der Gruppe Brot gipfelt der Ablauf von Bezugspflege zum Ich in der Visualisierung der Betreuungssituation (vgl. F GD3: 209-255). Es ist letztlich nur das Sehen, ein Video, das einer anderen BetreuerIn klar zeigen könnte, wie die betreffende PmD gut betreut werden kann. Diese Visualisierung steht als Metapher für diesen intimen Vorgang, der die Eindeutigkeit der Situation zwischen BetreuerIn und PmD bezeichnet. In der folgenden Fokussierungsmetapher soll diese Vorstellung der einzigartigen Betreuungssituation veranschaulicht werden:

„A3: also do müsst wirklich a gonz a einheitliche klare Linie sein;
D3: beim Demenz [Leute ja,
A3:   *bei die] wirklich] Dementen*
D3:   *ja genau;]*
A3: dass a weiß, jetzt kommt des oder so moch i des na,
B3: so soits [sein]
D3:   *ja,]*
A3: wenn ma jedesmal [immer dasselbe;

---

44   Standardisierte Übersetzung: B5: Das wäre nur diesbezüglich das Thema, dass die Dementen eine Person, also nicht so großen Wechsel haben. Nicht aber. C5: Aber ich glaube, das würden wir wettmachen. B5: Grundsätzlich. C5: Wenn wir das Wissen hätten. B5: Mhm. C5: Wir könnten das wettmachen, wenn wir dort wissen würden, wie (Anm.: wir mit der PmD) umgehen (Anm.: sollten). B5: Stimmt, ja. C5: Dass es vielleicht gar nicht immer so wichtig ist, dass immer die gleiche Person hingeht. Sie muss nur das gleiche machen und den gleichen Zugang haben. B5: Mhm.

D3: *[ja, und die ham] eigene Ritual und so, ich glaube*
[da kommt] (das) irgendwo,
A3: selbe Zeit,]
A3: genau; dass mas erst [wascht] dann [anziagt,] raussetzt und
D3: *ja,]   ja]*
A3: [frühstückt
B3: mit da Pause;]" (GD3: 236-250).[45]

Die Gruppe arbeitet sich in dieser Passage diskursiv zu einem Punkt der völligen Gleichmäßigkeit der Betreuungshandlung vor. In der Erhebungsphase der Forschung entstand anfänglich zwischen den Orientierungen „Komplexität" und „Das Dilemma der Bezugspflege" sowie „Erinnerung und das Ritual" ein starker Kontrast.

In allen Gruppendiskussionen findet sich die Betonung der Komplexität der Menschen. Die BetreuerInnen stellen sich ein auf die Unberechenbarkeit der Stimmungen der Personen und der wechselnden Phasen der Demenz. Im Gegensatz dazu steht die hier vorgestellte Entwicklungstypik. Erscheint sie vorerst wie ein Widerspruch, erhellt sich aus der richtigen Perspektive die Logik dahinter. Rhythmus und Ritual sollen Struktur geben, aber in erster Instanz der BetreuerIn selbst, die in diesem Kreislauf ihre individuelle Betreuung durchführt und „es am besten kann".

6.3 Arbeitsräumliche Typik: Umwandlung der Kernprozesse und der Zeit

Die Umwandlung der Kernprozesse ist ebenso wie die Entwicklungstypologie „Vom Phantom zur Mutter" (vgl. Kap. 6.1) nur aus ihrer Mehrdimensionalität heraus im Vergleich der unterschiedlichen Orientierungen sowie der Generierung einer Typik zu begreifen. Diese Typik entwickelt sich vordergründig aus drei Orientierungen heraus.

- Berufliche Kernprozesse, die von der Organisation und den Angehörigen der betreuten Person eingefordert werden.

- Die Zeit als strukturelle Vorgabe, die aus den organisationalen Rahmenbedingungen heraus ihren Ursprung nimmt.

---

45 Standardisierte Übersetzung: A3: Also, man müsste wirklich eine ganz einheitliche, klare Linie haben. D3: Bei den Leuten mit Demenz. A3: Bei den wirklich Dementen. D3: Ja, genau. A3: Dass er weiß, jetzt kommt das oder so mache ich das. B3: So sollte es sein. D3: Ja. A3: Wenn man jedes Mal, immer dasselbe (Anm.: macht). D3: Ja, und die haben eigene Rituale und ähnliches, glaube ich. Da kommt es irgendwo... A3: Selbe Zeit. A3: Genau, dass man sie zuerst wäscht, dann anzieht, raussetzt und. D3: Ja, ja. A3: Frühstückt. B3: Mit einer Pause.

- Die Fortbildung, die Professionalität einfordert, aber im Diskurs zeigt, dass sie nicht zum Erfahrungsraum der MitarbeiterInnen gehört.

Diese Orientierungen werden umgewandelt: „Zeit-Druck" wandelt sich in „Zeit nutzen", die beruflichen Kernprozesse in die Herstellung einer harmonischen Betreuungssituation sowie die exkludierte Fortbildung in Erfahrung.

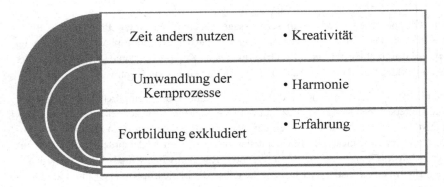

Abbildung 9: Eigene Darstellung: Die Umwandlung der Kernprozesse

Die folgende Passage verdeutlicht, wie Ricarda aus der Gruppe Salz eben diesen Umwandlungsprozess in Frage stellt. Provokant vermag sie es die Gruppe herauszufordern. Der unten vorgestellten Passage geht eine längere Auseinandersetzung mit dem Thema einher. Ricarda hält der Gruppe eine Fixierung auf berufliche Kernprozesse vor. Und dennoch wird im Kontext des Diskurses klar, dass es derselbe Erfahrungsraum ist, den die Gruppe teilt. Die Gruppe konkludiert schließlich im antithetischen Modus (vgl. Kap. 4.5) die Frage nach der Wichtigkeit der Kernprozesse. Dem ersten Anschein nach teilt die Gruppe nicht die Meinung von Ricarda. In der folgenden Passage finden die TeilnehmerInnen zu einer Konklusion:

> „C5: oder ma setzt se amoi hin und lest; ma siagt eh die Reaktionen; wei eigentlich, wia drahn se um und gengan; er wü heit net
> A5: [mhm
> D5: mhm]
> C5: obkakt konn ma nix mochn; und gemma
> B5: stimmt ja
> A5: teilweise

C5: glab scho dass des vü vielfältiger no wär wonn ma se zu wenig Zeit nehma; wei
im Kopf nur is Göd, [Zeit
D5:   und] die Zeit, wir san jo so getrimmt" (GD5: 283-302).[46]

Die Gruppe teilt den Erfahrungsraum, dass die Umwandlung der Kernprozesse, insbesondere der Zeit, notwendig ist, um auf PmD eingehen zu können.

In dieser Fokussierungsmetapher zeigt sich im inkludierend antithetischen Modus (vgl. F GD5: 220-302), dass Unstimmigkeit nicht immer das sagt, was es meint, dass der tiefere existenzielle Hintergrund trotzdem ein geteilter sein kann (vgl. Kap. 5.4).

Auch die Gruppe Markt diskutiert die Kontroverse zwischen „Dienst nach Vorschrift" und anderen Zugängen, die die Anteilnahme an der Welt der PmD ermöglichen:

„D1: ja s- man kann nicht glauben man kann eine Mensch so viele Freude
machen () für Kleinigkeit () aber() Zeit () dafür zu nehmen ja;
B1: na ja man muss auch ah es hat auch sicher was mit Prioritäten setzen
zu tun net also
D1: ja
B1: dass ma eben mal diesen Dienst nach Vorschrift vielleicht auch
einmal unterbricht;
C1: genau und[(genauso)
D1:   das kann auch] so das kann auch so kommen dass mit der
Zeit anders sein [wird ja,] aber ich weiß wie ich mit ihr umgehen soll ja
B1:   Ja]
B1: ja" (GD1 VDP: 448-459).

Schon die Orientierung (vgl. Kap. 5.3) und damit auch die Umsetzung beruflicher Kernprozesse zeigen sich in allen Gruppendiskussionen fernab vom strikten Pflegeprozess. Die Ergebnisse der Forschungsarbeit entsprechen in etwa den Forderungen Erich Gronds, der in einer Fülle von Pflege und Beziehungskonzepten „*Impulse für eine wertschätzende Pflege"* (Grond 2014) – so der Untertitel seines Werkes – setzen will. Sehr verkürzt betrachtet er hierbei auch die Rolle der professionell Pflegenden in Bezug auf PmD:

---

46 Standardisierte Übersetzung: C5: Oder man setzt sich mal hin und liest, man sieht dann auch die Reaktionen, weil eigentlich, wir drehen uns um und gehen. Er will halt heute nicht. A5: Mhm. D5: Mhm. C5: Abgehakt, kann man halt nichts machen und schon gehen wir. B5: Stimmt, ja. A5: Teilweise. C5: Ich glaube schon, dass das noch viel vielfältiger wäre, wenn wir uns (Anm.: mehr) Zeit nehmen. Aber im Kopf ist immer nur Geld und Zeit. D5: Und die Zeit, wir sind ja so getrimmt.

„Pflegefachkräfte sind überlastet, resignieren im therapeutischen Nihilismus (»Da ist nichts mehr zu machen«), brennen aus im Zwiespalt zwischen ihren Vorstellungen von einer aktivierenden Beziehungspflege und der von der Pflegeversicherung bisher rein körperlich-funktionalen Versorgung von Kunden. Dazu kommen Mangel an Personal, Zeit und Geld" (Grond 2014: 65).

Dieses düstere Bild kann durch die Orientierungen und der gesättigten Typenbildung in den vorliegenden Gruppendiskussionen nicht unterstrichen werden. Vielmehr zeigt sich das Gegenteil. Die MitarbeiterInnen präsentieren ihre kreativen Zugänge, die eben nicht das körperlich-funktionale in das Zentrum stellen.

Isabella Meier und Margareta Kreimer gehen in einer Studie auch der Frage nach, wie die psychosozialen Aspekte von Pflege umgesetzt werden können und welche Erfahrungen Pflegepersonal mit dem Bedarf an Kommunikation und sozialbetreuerischen Aspekten in der Pflegesituation haben. Sie resümieren, dass eben diese Aspekte in der Pflege einer starken Differenzierung unterliegen. Zwischen dem was die Pflegepersonen als wichtig erachten, und der Umsetzung der strukturellen und rechtlichen Vorgaben ist zu unterscheiden (vgl. Meier, Kreimer 2013: 23).

Die Arbeitsräumliche Typik der Umwandlung der Kernprozesse zeigt die enge Verbindung mit den Orientierungen im Ergebnisteil (vgl. Kap. 5). Die starke Informalität der Arbeitsprozesse eröffnet einen breiten Fragenkatalog an die Umsetzung von Pflege und ihre Qualitätsstandards.

6.4 Hierarchische Typik: Widerstand und Macht

Aus der Typik der Mutterrolle lässt sich das Bestreben der PflegerInnen ableiten, die von ihnen betreuten Personen zu beschützen. Durch die sequenzielle Analyse der Fälle der Gruppendiskussionen ließen sich unterschiedliche Bilder von „GegnerInnen" extrahieren: Das sind die Angehörigen, die ÄrztInnen und in Nuancen auch die KollegInnen. Aus der Typologie „Vom Phantom zur Mutter" (vgl. Kap. 6.1) lassen sich diese Bilder von GegnerInnen im mehrdimensionalen Fallvergleich erklären. Die Mutterrolle oder auch das Hineinwachsen in die Rolle der wichtigsten Bezugsperson (vgl. Kap. 6.2) verdeutlichen Machtstrukturen, die die Betreuenden aufrechterhalten wollen. Am stärksten davon betroffen ist die Gruppe der Angehörigen. Durch ihr scheinbares Unvermögen, sich aus der betroffenen Perspektive in dieselbe Rolle wie die BetreuerIn hineinzumanövrieren, verlieren sie im Betreuungsprozess ihre Vormachtstellung.

Auf die Frage der Forscherin, was denn das Schlimmste an der Betreuung von PmD sei, schildert Romana ein Erlebnis, das für sie sehr einprägsam war. Sie erzählt, dass sie von Angehörigen den Auftrag erhalten hatte, einer Kundin die schlechte Nachricht zu überbringen, dass sie *jetzt* ins Pflegeheim übersiedeln wird. Die Angehörigen hätten nicht den Mut gehabt, der Mutter dies selbst mitzuteilen. Die starke dramatische Performanz des Abschiednehmens sowie die Inszenierung eines Unrechts das geschieht, zieht Anna, Tereza und Stana in den Bann. Die Verbindung zwischen der Opferrolle und dem Machtfaktor tritt hier stark hervor. „Die Drecksarbeit" wird erledigt, und gleichzeitig muss die Vormacht abgegeben werden (vgl. F GD3: 1187-1237).

Andere Machtstrukturen sind die zwischen „der eigenen Betreuung" und den KollegInnen. Jeder/jedem BetreuerIn scheint das eigene Tun als das Beste. Gleich einer Mutter, deren Dasein an sich als positiv gewertet wird, ohne es zu hinterfragen. Diese Orientierung tritt zwar nicht völlig offensichtlich hervor. Es gibt in allen Gruppendiskussionen lediglich einen direkten Angriff einer Berufsgruppe. Aber Macht und Hierarchie ist weitaus subtiler, was durch die dokumentarische Methode und die Typik von Widerstand und Macht ersichtlich wird. Erst im Zusammenspiel aller Orientierungen werden Erfahrungsräume wirksam.

Handlungspraktischer Widerstand zeigt sich vor allem durch die arbeitsräumliche Typik (vgl. Kap. 6.3). Die Umwandlung der Kernprozesse umgeht feste Strukturen, indem die Gestaltungsfreiheit im jeweiligen Setting gegeben ist. Dass die BetreuerInnen alleine in der jeweiligen Betreuungssituation agieren und dass sie in das fremde Zuhause eindringen, verstärken ihre Gestaltungsmöglichkeiten.

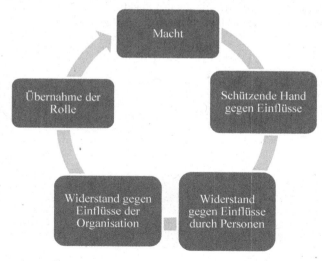

Abbildung 10: Eigene Darstellung: Der Kreislauf von Widerstand und Macht

Aber schließlich sind es auch die Personen mit Demenz selbst, gegen die in Widerstand getreten wird. Dies ist dann der Fall, wenn die Betreuung abgelehnt wird. Auch hier lässt sich eine Verbindung zur Nachfrage der Forscherin nach dem „Schlimmsten" (vgl. Anhang 2) herstellen. Schlimm ist es für die Gruppe Zucker, wenn die Hilfe nicht angenommen wird. Der Machtverlust, den PmD erleben, und die Bereitschaft, Hilfe annehmen zu können, sind die notwendigen Voraussetzungen für die BetreuerInnen, um ihr eigenes Rollenverständnis zu leben. So erleben sie selbst diesen Machtverlust, wenn die Betreuung abgelehnt wird (vgl. F GD4 NDP: 415-547). Andreas aus der Gruppe Markt sieht das ebenso. Die Ablehnung der PmD ist das Schlimmste. Diese Ablehnung „*Wenn ma niet einmal bei der Tür reinkommt*" *(GD1 NDP: 20)*[47] verhindert den Eintritt in den erwarteten Betreuungskreislauf. In dieser Passage zeigt sich im Diskurs die Erarbeitung dessen, was schließlich die Konsequenz ist. Abgelehnt zu werden, bedeutet, die Rolle nicht spielen zu können, und führt zum Zusammenbruch der Betreuungssituation. Das Ende von Widerstand und Macht ist schließlich diese Macht abzugeben. Aber nicht nur durch die Ablehnung der PmD, sondern auch durch die eigene Unzulänglichkeit. Christiane meint, „*°Das ist einfach die Geduld° wenn man die Geduld verliert einfach;*" *(GD1 NDP: 24)* und eben nicht mehr diesem eigenen Idealbild entspricht (vgl. F GD1 NDP: 6-155). Und zu guter Letzt kommt es zur Auflösung einer Beziehung durch den Tod der betreuten Person, oder noch häufiger, durch die Übersiedlung in eine stationäre Einrichtung. Romana bringt diesen letzten Schritt auf den Punkt: „*I man ma muss wirklich a versuchen zu sogn ok, ich hob do jetzt wirklich keinen Einfluss mehr drauf.*" *(GD3: 1362-1363).*[48]

---

47 Standardisierte Übersetzung: Wenn man nicht bei der Türe hineinkommt.
48 Standardisierte Übersetzung: Man muss es wirklich versuchen zu sagen, ok, ich habe darauf jetzt keinen Einfluss mehr.

7. Ausblick und mögliche Verwendungsfelder

Die konjunktiven Erfahrungsräume zeigen das Fundament der MitarbeiterInnen der mobilen Betreuung in ihrem Arbeitsalltag. Die Frage dieser Arbeit war es schlichtweg, die Erfahrungsräume bzw. einige Erfahrungsräume der Diskutierenden zu entschlüsseln.

Die Forscherin spricht nicht von einem Gesamtbild eines Habitus und erhebt keinen Anspruch auf Vollständigkeit. Nichtsdestotrotz ist die Anzahl der Gruppendiskussionen und analysierten Passagen repräsentativ für die mobile Betreuung. Es zeigt ein Stück der Wirklichkeit, aus dieser heraus die MitarbeiterInnen ihren beruflichen Alltag durchleben. Und diese Erfahrungsräume haben mitunter wenig mit starren Lehrinhalten oder gesetzlichen Vorgaben zu tun.

Gefragt wurde vorerst nicht, welchen Zweck diese Arbeit erfüllen könnte. Die Betrachtung der Orientierungen und der Typen der MitarbeiterInnen erlaubt allerdings eine Weiterentwicklung hin zu Verwendungszwecken in der mobilen Pflege. Einerseits sind dies mögliche Aufgabenfelder für MultiplikatorInnen, und andererseits neue Verwendungsfelder und Entwicklungsmöglichkeiten für den gesamten Bereich der Pflege und Betreuung.

In der Forschungsarbeit wird bewusst von Zusammenfassungen am Ende von Kapitelabschnitten abgesehen. Dies aus dem Grund, da sowohl die Orientierungen als auch die Typologisierung eine komprimierte Form der Diskurse der TeilnehmerInnen darstellen. Sie sind so miteinander vernetzt, dass eine Zusammenfassung nicht sinnvoll erscheint. Die Hauptergebnisse fließen in die folgenden Abschnitte ein.

7.1 Angehörigenarbeit – neue Wege der Personalentwicklung

Ein genauerer Blick muss auf die „GegenspielerInnen" bzw. der Typik „Widerstand und Macht" gerichtet werden. Es kann nicht bezweifelt werden, dass die Entlastung von Angehörigen außerordentlich wichtig ist. Sie sind die Gruppe von Menschen, die den stärksten physischen und psychischen Herausforderungen ausgesetzt sind. Nicht nur sind sie mit dem Fortschreiten der Demenz immer stärker gezwungen, ihre eigenen Bedürfnisse zu vernachlässigen. Angehörige sind auch die zukünftig pflegebedürftigen Personen, wenn sie keine Unterstützung in der Pflege und Betreuung ihrer Angehörigen erhalten (vgl. BMASK 2014: 31).

Pflegende Angehörige erleben bei demenziellen Erkrankungen einen doppelten Verlust. Die PmD verändert sich und oftmals werden die eigenen Kinder oder die/der EhepartnerIn mit fortschreitender Demenz nicht mehr als diese erkannt. Den zweiten Verlust bringt schließlich der physische Tod der PmD.

In der mobilen Betreuung setzen Organisationen entsprechende Erwartung in ihre MitarbeiterInnen. Diese sollten die Angehörigen ebenso betreuen und beraten. Angehörige sollten von den PflegerInnen vor Ort als Ressource genutzt werden. Die Angehörigen wiederum sehen die MitarbeiterInnen vor Ort als ihre erste Ansprechperson und erwarten sich Hilfe und Unterstützung. MitarbeiterInnen haben die Möglichkeit, Angehörige an die Angehörigenberatung der CEW zu verweisen, doch die Inanspruchnahme ist äußerst gering.

Die vorliegende Forschungsarbeit gibt Hinweise darauf, dass die Angehörigenarbeit für die MitarbeiterInnen im mobilen Dienst in dieser Form nicht durchführbar ist. Angehörige von Personen mit Demenz können nicht von Pflegekräften nebenher betreut und unterstützt werden.

Die Forscherin empfiehlt mit Nachdruck, eine Trennung zwischen Pflegetätigkeit und der Betreuung von Angehörigen vorzunehmen. Eigens geschultes Personal, wie etwa die MultiplikatorInnen, sollte für die Angehörigenarbeit eingesetzt werden. Dieses Personal sollte eine neue Dienstleistung im mobilen Bereich sein. Das bedeutet, es ist sinnvoller, an der Einführung einer eigenen Berufsgruppe zu arbeiten, als die Aufgaben der MitarbeiterInnen quantitativ und qualitativ zu erweitern. Dieses job enlargement und job enrichment ist für die MultiplikatorInnen gegeben, indem sie für zusätzliche Leistungen neben dem gewöhnlichen Regelbetrieb, eingesetzt werden (vgl. Kap. 1.6). Eine eigene Berufsgruppe kann die nötigen Ressourcen an Wissen und Zeit anbieten. Wie eine Evaluierung von Modellprojekten zur Unterstützung pflegender Angehöriger demenziell erkrankter Personen deutlich macht (vgl. BMASK o.J.: 3), zeigen Projekte zur Unterstützung pflegender Angehöriger positive Wirkung und können ihre Zielvorgaben auch erreichen.

So könnten beispielsweise die Angehörigen, die für das Personal im Außendienst eine Belastung darstellen, von den MultiplikatorInnen beraten und betreut werden. Diese Betreuung sollte über den gesamten Pflegeprozess hinweg dauern. Pflegende Angehörige benötigen weit mehr, als nur, wie Doris Schaeffer und Klaus Wingenfeld es benennen, *„Ko-Existenz"* und *„Ablösementalität" (Schaeffer, Wingenfeld 2008: 302)*. Angehörigen muss ebenso Wissen vermittelt und Kompetenzförderung angeboten werden (vgl. ebd.: 302). Darüber hinaus haben Angehörige den Wunsch nach mehr Information und Sicherheit. Besonders im Fall der Demenz geht es auch um die Begleitung im Krankheitsverlauf und um die adäquate Aufklärung und Begleitung der Angehörigen. Das Gefühl, informiert und sicher zu sein, ist maßgebend für weitere Entscheidungen wie beispielsweise medizinische Maßnahmen, für oder gegen die man sich entscheiden kann, ständig sich wiederholende Spitalseinweisungen ja oder nein und schließlich auch die Entscheidung palliativer Maßnahmen ambulant oder stationär (vgl. Schallenburger, Galatsch 2015: 171).

Die Erwartungen der Organisation, Angehörige als Ressource für die Pflege und Betreuung von PmD zu nutzen, sollte noch stärker im Konzept der Bezugspflege bedacht werden. Angehörige können nur dann ihre Ressourcen zur Verfügung stellen, wenn sie als eigenständige zu betreuende Person erkannt werden. Prozessbegleitend und proaktiv könnte auf diesem Weg Konflikten und Eskalationen vorgebeugt werden.

Als Rückbezug zum Forschungsstand und den oft propagierten Belastungen (vgl. Caritas der Erzdiözese Wien 2014: 3) der BetreuerInnen findet sich ein Potential von Belastung in der Typik „Widerstand und Macht" (vgl. Kap. 6.4) bzw. der Orientierung „GegenspielerInnen – Angehörige" (vgl. Kap. 5.8). Manfred Krenn hat ebenso die Angehörigenarbeit als Belastungsfaktor für das Personal in der mobilen Pflege dargestellt (vgl. Krenn 2003: 87).

Die Forscherin empfiehlt daher, diesen Erkenntnissen im Prozess einer guten personellen Aufstellung für die Betreuung von Personen mit Demenz und deren Angehöriger Beachtung zu schenken.

7.2 Berufsfelder und Konzepte für die Betreuung von PmD

Neue Berufsfelder und neue Berufe werden zukünftig ein wichtiges Thema der täglichen Arbeit im mobilen Dienst sein. Die rein medizinisch-pflegerische Ausrichtung von Pflege und Betreuung ist nicht zeitgemäß und professionell (vgl. Schneider, Deufert 2015: 75). Ebenso wenig zeigt sie sich in der alltäglichen professionellen Arbeit, wie durch das Ergebnis der Umwandlung der Kernprozesse (vgl. Kap. 6.3) deutlich wird.

Die Ansprüche an die Pflege und Betreuung haben sich verlagert und gehen über das herkömmliche Warm-Satt-Sauber-Prinzip hinaus. In der Literatur wird der Ruf nach Multiprofessionalität in der Betreuung von PmD laut (vgl. Juraszovich et al. 2015: 28). In der mobilen Betreuung ist aber die derzeitige Betreuungsstruktur nur eingeschränkt kompatibel mit der Welt von PmD. Die geforderte Multiprofessionalität steckt noch in Kinderschuhen.

Aber die Qualitätsansprüche an die Pflege alter Menschen und Personen mit Demenz sowie auch die Offenheit, kreativ und flexibel an Situationen heranzugehen, haben längst inoffizielle Entwicklungsschritte getan. Dies zeigt sich an den vorliegenden Ergebnissen. Es ist anzunehmen, dass es keine neuen Schritte sind, wie sich aus den Ergebnissen ablesen lässt. Denn die dargestellten Erfahrungsräume stammen von MitarbeiterInnen, die durchwegs schon viele Jahre in der mobilen Pflege tätig sind.

Es benötigt in Zukunft offizielle Richtlinien, neue Pflegeplanungen und ein Umstrukturieren der Pflege- und Betreuungsschwerpunkte. Bedenkt man die Erfahrungsräume – die Handlungspraktiken – der MitarbeiterInnen und parallel dazu die eher defensive Entwicklung einer Pflegeprozessplanung für PmD, ist es an der Zeit, dass Organisationen Mut beweisen und in Zukunft Neues ausprobieren. Eine Pflegeprozessplanung, wie sie Dawn Brooker ins Leben gerufen hat, erfüllt beispielsweise stärker die Erwartungen an den Arbeitsalltag der MitarbeiterInnen als starre Pflegeabläufe. Dawn Brooker entwickelte ein elaboriertes Instrument zur Pflegeprozessplanung für PmD. Im Mittelpunkt steht ihre Philosophie des VIPS – Values, Individuals, Perspective and Social (vgl. Care Fit for VIPS; May et al. 2011: 19).

Mit neuen Berufsfeldern sind erstens Berufsfelder jenseits der Pflege und Medizin gemeint. Die Frage neuer Professionalisierung in der Arbeit mit alten Menschen thematisieren Franz Kolland und Theresa Fibich und diskutieren diese Frage aus der Perspektive der Sozialen Arbeit. Es ist eine wichtige Frage, inwieweit die Überlast an Pflege und Medizin die Versorgung alter Menschen weiterhin bestimmen kann. Die AutorInnen begründen diese Dominanz der Pflege und Medizin hauptsächlich durch gesetzliche Berufsregelungen (vgl. Kolland, Fibich 2014: 8f.). Das Einbeziehen der Sozialen Arbeit wäre jedoch eine grundlegende Voraussetzung, um überhaupt der sozialen Komponente mehr Rechnung tragen zu können. Und es ist auch eine Frage des Miteinanders der unterschiedlichen Berufsgruppen. Bisher ist die Trennung zwischen Altenarbeit und sozialer Arbeit als strikt anzusehen, sodass der Weg einer Annäherung mehr braucht als nur die gesetzliche Verankerung.

Zweitens können MultiplikatorInnen als neues Berufsfeld in der mobilen Pflege empfohlen werden. Wie bereits im Forschungsstand angedeutet (vgl. Kap. 1.7), sowie auch im Zusammenhang mit der Orientierung „Fortbildung – exkludiert" (vgl. Kap. 5.5) herausgearbeitet, scheint vermitteltes Wissen schwer in der Praxis verwertet zu werden.

Dabei wird das „arbeitsnahe Lernen" (vgl. Zacher et al. 2008: 81ff.) immer mehr an Bedeutung gewinnen. Es kann nicht genug betont werden, dass auch aus wirtschaftlichen Gründen die Prozessbegleitung als Schulungsmaßnahme unbedingt notwendig ist, um nicht kostenintensive Aus- und Fortbildungen in den Sand zu setzen. Es ist die Erfahrung, die Intuition und andere schwer greifbare Kategorien, die die MitarbeiterInnen leiten. Aber Wissenstransfer kann nur dann wirken, wenn er in der Praxis weiter begleitet wird. Eben dies können MultiplikatorInnen vor Ort und im Praxisfeld kontinuierlich leisten. Das führt nun auch zurück zum eingangs erwähnten Zitat aus der Demenzstrategie, das hier nochmals verdeutlicht werden sollte:

„Die Angebote der Versorgungskette von Gesundheitsförderung bis Palliativ Care sind niederschwellig, leistbar, bei Bedarf aufsuchend, multiprofessionell, aufeinander abgestimmt, kontinuierlich und individualisiert" (Juraszovich et al. 2015: 28).[49]

Es konnte festgestellt werden, dass mobile Betreuung diesen Ansprüchen noch nicht vollinhaltlich entspricht (vgl. Kap. 2.2). Aber der mobile Dienst ist auf einem guten Weg dorthin. Eigens spezialisiertes Personal für Demenz kann vermittelnd multiprofessionelle Netzwerke aufbauen und diese Versorgungskette beleben.

7.3 Achtung – Empathie

Empathie ist ein inflationäres Wort. Empathie steht in der Pflege sowie in der sozialen Arbeit für gute einfühlsame Pflege und Betreuung. Empathie gilt als Grundvoraussetzung, um mit Menschen arbeiten zu können. Daher sollte dieser Begriff in der Forschungsarbeit nicht unhinterfragt eingesetzt werden. Schon eine Operationalisierung von Empathie ist nicht ganz einfach (vgl. Kap. 6.1.4).

Die Forscherin betont in der vorliegenden Arbeit die Wichtigkeit, Empathie als Prozess der Interaktion zwischen Personen zu verstehen. Empathie bedeutet hier nicht Mitgefühl, sondern die Fähigkeit, mit der Gefühlswelt des Gegenübers in Interaktion zu treten. Im Sinne von Marshall Rosenberg kann hierbei von gewaltfreier Kommunikation gesprochen werden (vgl. Rosenberg 2010: 133f.). Inwieweit diese in den Interaktionen der Pflegepersonen mit PmD gegeben ist, kann die Forschungsarbeit insofern beantworten, dass die Betreuenden im Stadium der Verwandlung ein hohes Maß an Empathie aufwenden.

Tobias Altmann hat sich sowohl in seiner hervorragenden Diplomarbeit (2010) als auch in weiterführenden Studien (2015) mit der Evaluation von Kategorien wie Gefühle oder eben Empathie in Längsschnittstudien auseinandergesetzt. Er verweist in seinem Buch darauf, dass die starke Hervorhebung der Empathie-Fähigkeit der MitarbeiterInnen in den Pflegeberufen auch durchaus kritisch zu sehen ist. Zum einen darum, weil es kaum Untersuchungen dazu gibt, inwieweit die Empathie bis zum jetzigen Zeitpunkt unter den Mitarbeitenden ausgeprägt ist. Zum anderen, da mit der empathischen Perspektive der MitarbeiterInnen auch die Fürsorgepflicht um das Pflegepersonal ein Thema wird (vgl. Altmann 2015: 3).

In weiteren Überlegungen stellt sich die Frage, inwieweit MitarbeiterInnen nicht auch Hilfe und Schutz bedürfen in der emotionalen Belastung pflegender Berufe. Auch in diesem Fall – wie allgemein gültig für den Wissenstransfer in die Praxis – kann einer

---

49 Anm. d. Verf.: Fett gedruckt im Original

emotionalen Überforderung nur mit begleitenden Interventionen vorgebeugt werden. Barbosa et al. konkludieren eindeutig, dass

„support is more effective in reducing burnout and improve adequate communicative behaviors than an education-only intervention" (Barbosa et al. 2016: 153).

Mit diesem Ansatz könnte eine Organisation auch dazu beitragen, Fluktuation und Langzeitkrankenständen vorzubeugen.

Für MultiplikatorInnen, die auf den Stationen eingesetzt sind, würde dies auch Aufgaben der Fürsorge bedeuten und damit eine Entlastung der Führungsebene. Sie könnten einen praxisnahen Blick darauf haben, in welchen Situationen die emotionale Nähe der MitarbeiterInnen zu den betreuten Personen auch Gefahren darstellt.

Ein weiteres Verwendungsfeld für MultiplikatorInnen zeigt sich hier: Ausgehend von einem erschwerten Wissenstransfer in die Praxis können MultiplikatorInnen begleitend als TrainerInnen für soziale Kompetenz auftreten. Das kann auch als vorbeugende Maßnahme gegen Belastung und Überlastung angesehen werden. Die Wirksamkeit eines solchen Trainings kann nachgewiesen werden und zeigt einen doppelten Effekt. Neben der Abkehr von emotionaler Überbeanspruchung des Personals, zeigt es auch deutlich positive Auswirkungen auf die Personen mit Demenz (vgl. Haberstroh et al. 2009: 210f.).

An dieser Stelle sollte auch ein Rückbezug zum Forschungsstand und dem „,*Leidensdruck'" (Caritas der Erzdiözese Wien 2014: 3)* der MitarbeiterInnen durch die Pflege von PmD vorgenommen werden. Die starke Belastung bzw. Überlastung der MitarbeiterInnen konnte in den Gruppendiskussionen nicht festgestellt werden. Vielmehr führte die Nachfrage der Forscherin, was im Fall von starker Belastung getan wird, zu keinen relevanten Ergebnissen. Hauptkriterium dieser Erkenntnis ist, dass diese Passagen keiner näheren Interpretation unterzogen wurden. Einerseits, weil sie die Diskussion nicht förderten und die Themen sich wieder auf das „wie betreut wird" verlagerten. Andererseits fehlten auch Fokussierungsmetaphern, die auf besondere Orientierungen hinwiesen. Es obliegt der Forscherin nicht, die Belastung der MitarbeiterInnen völlig zu verneinen. Allerdings fehlen dafür Hinweise im ausgewerteten Material, das sehr wohl repräsentativ und gesättigt ist.

Hervorgehoben wird an dieser Stelle ein Unterschied zu narrativen Einzelinterviews, wie sie exemplarisch durch Krenn (vgl. 2003: 89ff.) durchgeführt wurden. Auffällig ist, dass seine Ergebnisse vor allem die starke Belastung der MitarbeiterInnen präsentieren. Darüber hinaus fokussiert Krenn auch auf Unterschiede der Belastung zwischen den Berufsgruppen (HH, PH, DGKP). Besonders betont er die Belastung der HeimhelferInnen, die sich in seiner Studie am stärksten zeigte.

Beide Ebenen, sowohl die starke Belastung als auch die Unterschiede zwischen den Berufsgruppen, zeigten sich nicht in den Gruppendiskussionen.

Vielmehr geht die Forscherin davon aus, dass sich das konjunktive atheoretische Wissen bzw. die kollektiven Herangehensweisen und Problemlösungsstrategien erst in der Gruppe formieren. Das unterstreicht die Notwendigkeit von Gruppendiskussionsverfahren, die rekonstruktiv auf die Wirklichkeit schließen, um eine einseitige Sicht zu vermeiden.

7.4 Gesellschaftskritische Aspekte – Personen mit Demenz als Ressource

Demenz ist immer noch eine stark stigmatisierende Diagnose. Dieses Stigma bedingt die Angst und die Scham aller Beteiligten. Ausgangslage bildet die defizitorientierte Perspektive, die aus einem leistungsorientierten und logisch-rationalen Blickwinkel getroffen wird. Damit verbunden ist die Lesart demenzieller Veränderungen und die Frage, inwieweit demenzielle Veränderungen auch Kalkül von Machtsystemen der Gesellschaft sind (vgl. Schnabel 2014: 154ff.). Es führt unweigerlich zu gesellschaftlichen Ungleichheiten. Nicht zu vergessen ist dabei die wirtschaftliche Ungleichheit. Wenn es um die Zuerkennung von Pflegegeld geht, gelten die weiter oben behandelten Kernprozesse als Kriterien eines Pflegebedarfs. Körperliche Aspekte sind leichter messbar zu machen und in Zahlen anzugeben (vgl. Kolland, Hörl 2015: 137ff.).

Diese wirtschaftlichen und gesellschaftlichen Barrieren können, wie in der vorliegenden Forschungsarbeit deutlich wird, auch leicht durchbrochen werden.

Die BetreuerInnen aus den Gruppendiskussionen liefern den Beweis, dass die Betreuung von PmD andere Zugänge braucht. Auch vermitteln sie Akzeptanz und Entstigmatisierung im Umgang mit PmD.

Deutlich wird dies daran, dass Defizitorientierung nicht der Zugang der BetreuerInnen ist. Daraus kann ein gesamter Lernprozess für die Gesellschaft abgeleitet werden. Demenz bewirkt auch eine Form von Faszination und das Erkennen von Eigenschaften und Fertigkeiten, die besonders PmD besitzen. Wie bereits dargelegt wurde, zeigen die Erfahrungsräume der MitarbeiterInnen im mobilen Bereich nicht die defizitorientierte Sicht (vgl. Kap. 5.7), wie sie der Demenzdiagnostik eigen ist (vgl. Kap. 2.1.1). Ganz im Gegenteil spielt das Vergessen keine wesentliche Rolle im Diskurs. Ebenso wird die Pflegebedürftigkeit wenig in das Zentrum des Diskurses gestellt.

In einer äußerst interessanten Studie über PmD in Deutschland, die alleine leben, konnte belegt werden, dass das gesundheitliche Risiko von alleine-lebenden PmD nicht höher ist als das von PmD, die einen Zugang zu Pflege besitzen (vgl. Eichler et al. 2016: 626).

Die AutorInnen betonen, dass sich in dieser breiten Studie diese Unterschiede nicht manifestierten. Sie konnten damit belegen, dass PmD durchaus auch im Fortschreiten der Demenz zuhause leben können (vgl. Eichler et al. 2016: 628). Dieses Argument unterstreicht, dass PmD vielfach unterschätzt und ihre Ressourcen nicht wahrgenommen werden. Wiederum kann aus anderer Perspektive gerade die Einsamkeit bzw. die höhere Individualisierung des modernen Menschen als Nährboden einer Demenz gesehen werden (vgl. Gronemeyer, Jurk 2009: 132).

Personen mit Demenz sind nicht nur defizitär zu betrachten. Die Ergebnisse der Gruppendiskussionen veranschaulichen dies gut. Neben kognitiven und körperlichen Schwierigkeiten, die eine Demenz oder aber auch das Alter mit sich bringen kann, ist Demenz eben, wie die Forscherin eingangs erläutert hat, als Zusatz zum Person-Sein zu verstehen. Demenz ist nichts, das eine Person vollends ausmacht.

Die BetreuerInnen bewundern und schätzen das Erinnern. Es ist das Erinnern, welches weit in der Lebensspanne zurückreicht. Dieses Erinnern ist ein Fundus eines langen und gelebten Lebens, das viel Wissen und Erfahrung bietet. Es steht im Widerspruch zur Gegenwart, zur Arbeitswelt, wie Jasmina es nennt, zum *„Hamsterleben" (GD2 VDP: 943)*. In dieser Hinsicht besitzt Demenz sowohl einen tröstenden als auch einen mahnenden Charakter. Wißmann und Gronemeyer sprechen in einer Überschrift *„Von der heimlichen Kraft der Schwachen – warum die Gesellschaft die Menschen mit Demenz braucht" (2008: 127)*.

PmD bilden einen Kontrast zum modernen Menschen. Diese sind vorwiegend gegenwartsbezogen und leben nicht in ihrer Erinnerung. Sie hinterfragen und reflektieren nicht im selben Ausmaß wie PmD ihre eigene Historie (vgl. ebd.: 127).

Jasmina konkludiert diese Aspekte in ihrer Erzählung über eine Angehörige, die schließlich, ausgelöst durch ihr gehetztes Leben, selbst zur Gepflegten wurde. Die Lösung, die notwendige Konsequenz, beschreibt und sieht Jasmina in ihrer *„Erfindung"* (GD2 VDP: 927), wie sie es nennt, so: *„ Und irgendwie absolut so jetzt schalt ich mich aus, und jetzt will ich meine Ruhe haben;" (GD2 VDP: 922-923)*. Es soll auch ein Denkanstoß sein, dass die Orientierung „Die eigene Angst und die Verwirrung" rund um das Thema Demenz zwar einen Erfahrungsraum der BetreuerInnen im mobilen Bereich darstellt, dennoch werden diese Erfahrungsräume nicht davon dominiert. Das zeigt deutlich, dass die Auseinandersetzung mit dem Thema sowie das Kennenlernen und Erfahren von PmD viel an Stigmatisierung beseitigen kann – dass dieses Wagnis in eine vorerst unbekannte Welt durchaus freudvoll und lehrreich sein kann.

7.5 Demenz als Marketingstrategie

Die neue Sichtweise auf Personen mit Demenz (vgl. Kap. 7.4) führt zurück zur sozial-wirtschaftlichen Frage, inwieweit Demenz auch aus wirtschaftlichem Kalkül heraus eingesetzt werden kann. Dieser Aspekt ist wichtig, denn es soll nicht außer Acht gelassen werden, dass es schließlich die PmD sind, die instrumentalisiert werden.

Demenz ist ein Wirtschaftszweig geworden. Auch die sozialen Organisationen nutzen dieses Faktum für wirtschaftliche Zwecke aus, um Gelder zu lukrieren und um einen Wirtschaftszweig anzutreiben. Dies wiederum trägt dazu bei, die Angst in der Gesellschaft zu verstärken.

Der Forscherin sind in diesem Zusammenhang folgende Aspekte wichtig:

Organisationen müssen einen entspannten Zugang zum Thema der Demenz finden, der professionell ist. Gleichzeitig muss es zu einer Abkehr der Instrumentalisierung für wirtschaftliche Zwecke zu Gunsten ernsthafter und qualitativer Arbeit an der Verbesserung der Versorgung von PmD kommen.

Dies kann nur durch die Wahrnehmung der *„Bedarfe, Bedürfnisse und Notwendigkeiten" (Leimpek-Mohler 2007: 12)* in Anlehnung einer Nachfrageorientierung sinnvoll gelingen.

Das ist auch ein wesentlicher Unterschied zum „Social Marketing", wie es Philipp Kotler beschreibt (vgl. Kotler, Lee 2010: 65). Social Marketing hat den Anspruch, soziale Problemlagen zu verändern. Verweist Kotler zwar auf die KundInnen-Zentrierung im Ansatz des Social Marketing (vgl. ebd.: 66), so lässt sich doch eine paternalistisch anmutende Herangehensweise des Social Maketing nicht von der Hand weisen.

Diesen Veränderungsgedanken bzw. Verbesserungsgedanken der Zielgruppe gegenüber versteht die Forscherin nicht unter Marketing in Bezug auf PmD. Der grundlegende Unterschied ist die Abkehr eines defizitären Ansatzes. Das bedeutet, Projekte, Konzepte und auch neue Berufsfelder müssen sich nach dem richten, was PmD und deren Angehörige benötigen, ohne den Defizit-Gedanken und damit das Stigma von Demenz zu reproduzieren.

Projekte wie „Kompetent im Umgang mit Demenz" sollten daher nicht auf einer Ebene der Wettbewerbsfähigkeit verharren, sondern sich innovativ im Sinne des Change-Management neuen Ideen öffnen und sich weiterentwickeln. Denn Projekte können äußerst wirksam sein. Sie können Organisation weiterentwickeln und schließlich auch verändern (vgl. Hutyra 2005: 388).

Für den mobilen Bereich der Pflege und Betreuung könnte dies bezugnehmend auf die vorliegenden Ergebnisse folgende Entwicklungsschritte nach sich ziehen:

- Angebote mobiler Pflege mit Prozessbegleitung der Angehörigen durch geschultes Personal: D.h., wenn eine Betreuung beginnt, startet parallel dazu die Betreuung der Angehörigen.

- Mobile Beratung für Angehörige von Personen mit Demenz durch eigenes Personal: Es ist besonders für pflegende Angehörige schwierig, Beratungsstellen aufzusuchen. Sie können oftmals durch die eigene Belastung keinerlei zusätzliche Ressourcen aufbringen, um Schritte zu setzen, die möglicherweise eine Entlastung sein könnten. Eine aufsuchende Beratung könnte kurz- und längerfristig viele Vorteile nach sich ziehen.

Diese und ähnliche Angebote stellen eine sinnvolle Investition dar und können als Marketingstrategie eingesetzt werden.

Daneben kann Marketing einen wesentlichen Beitrag leisten, Demenz nicht als Schreckgespenst zu verkaufen und aus der Angst der Menschen heraus Dienstleistung anzubieten. Ein möglichst objektiver entemotionalisierter Zugang verstärkt die Qualität angebotener Leistungen. Gleichzeitig kann dadurch die gesellschaftliche Wahrnehmung beeinflusst werden, in der immer noch Angst und Unsicherheit vor profunder Informiertheit vorherrscht.

Im folgenden Kapitel werden die Chancen durch qualitative Forschungen im sozialwirtschaftlichen Kontext aufgezeigt.

7.6 Weiterführende Forschungsmöglichkeiten und Schlusswort

Wissenschaftliche Arbeit sollte Nutzen stiften. Diesen Anspruch hat die Forscherin an die vorliegende Arbeit gestellt, als sie nach den Erfahrungsräumen der MitarbeiterInnen in der mobilen Pflege fragte.

Da die Forscherin selbst im mobilen Dienst tätig ist und gleichzeitig auch als Demenz-Multiplikatorin arbeitet, sieht sie die Möglichkeit, diese Ergebnisse in der Organisation weiterzuentwickeln. Allerdings sind die Erkenntnisse der Forschungsarbeit nicht auf das Projekt beschränkt, worauf bereits verwiesen wurde (vgl. Kap. 7). Sie bieten einen Beitrag zur Umsetzung neuer Ideen für die professionelle Pflege und Betreuung von Personen mit Demenz.

Besonders hervorgehoben wurde der bisherige Umgang mit Angehörigen (vgl. Kap. 7.1). Dieser bedarf einer Überarbeitung auf inhaltlicher Ebene. Damit ist gemeint, dass Angehörige von mobilen MultiplikatorInnen bzw. BeraterInnen ebenso betreut und beraten werden müssen. Einerseits zieht dies eine Entlastung der MitarbeiterInnen nach sich und andererseits werden Angehörige so von Anbeginn der Betreuung aktiv miteinbezogen. Sie würden damit ein wichtiger Bestandteil des Bezugspflege-Konzepts werden.

Auch könnten MultiplikatorInnen als Fortbildungsmaßnahme eingesetzt werden. Die Arbeit zeigte, dass Fort- und Ausbildung und die Verwertung des erworbenen Wissens in der Praxis einen Problembereich darstellen. Aus wirtschaftlicher Sicht stellt sich auch die Kostenfrage. Jede Form der Personalentwicklung ist auch mit Kosten verbunden. Es ist daher anzuraten, Maßnahmen zu setzen, Wissen besser in die Praxis zu transferieren. Durch die begleitende Unterstützung der MultiplikatorInnen könnte dies gelingen, indem das Wissen einerseits ständig vermittelt wird und andererseits von außen erworbenes Wissen begleitend vertieft wird.

An allen vorgeschlagenen Verwendungsfeldern wird mehr als deutlich, dass qualitative Studien äußerst vielversprechende Ergebnisse sichtbar machen können. Diese lohnen sich für Bereiche bezüglich Berufsfeldentwicklung, Evaluierungen oder auch Neu- oder Weiterentwicklung von Projekten.

Rekonstruktive Methoden sind dabei zu bevorzugen. Sie stellen zwar einen erheblichen Aufwand dar, liefern jedoch Erkenntnisse, die über das inhaltliche Verstehen hinausgehen. Ein Investment von Seiten der Organisationen in solcher Art Forschungen lohnt sich.

Weiterführende Forschungsfelder sind beispielsweise:

- Narrative Interviews im extramuralen Bereich mit PmD, MitarbeiterInnen und Angehörige – Perspektiven im Vergleich

- Bildinterpretationen nach der dokumentarischen Methode: BetreuerInnen bei der Arbeit

- Konklusionen und ihre Bedeutung (vgl. Kap. 4.5): Gibt es einen Zusammenhang zwischen divergenten Modus, rituellen Konklusionen und Macht? Beispielsweise könnten Machtstrukturen zwischen den Berufsgruppen, zwischen den Pflegenden und den Angehörigen sowie zwischen Pflegenden und Betreuten noch näher untersucht werden.

Diese und solcher Art qualitativer Erhebungen können dem Bereich Pflege und Betreuung wichtige Aufschlüsse liefern, die schließlich der Implementation von Projekten und Konzepten längerfristig zu Gute kommen.

Die starke Betonung der steigenden Zahlen demenziell veränderter Personen sowie die Notwendigkeit, Voraussetzungen im Bereich der Pflege dafür zu schaffen, darf nicht auf einer Basis verbleiben, die Projekte und Konzepte ins Leben ruft, ohne die AkteurInnen aktiv einzubeziehen.

Der Ruf nach integrierter Versorgung „Besser Leben mit Demenz" (CCIV 2011) oder die Demenz-Strategie „Gut leben mit Demenz" (Juraszovich et al. 2015) bleiben nur gut gemeinte Handlungsrichtlinien und Strategien, wenn basale Rahmenveränderungen unter Einbeziehung der Personen mit Demenz, der Angehörigen sowie des Personals nicht vorangetrieben werden.

Literaturverzeichnis

Altmann, Tobias (2015): Empathie in sozialen und Pflegeberufen. Entwicklung und Evaluation eines Trainingsprogramms. Wiesbaden: Springer Verlag.

Altmann, Tobias (2010): Evaluation der Gewaltfreien Kommunikation in Quer- und Längsschnittdaten. Diplomarbeit Universität Leipzig.
http://www.gewaltfrei-dach.eu/sites/default/files/medium-wissenschaftliche-arbeit-altmann-tobias-diplomarbeit.pdf [06.08.2016]

APA (American Psychiatric Association) (2013): Diagnostic and Statistical Manual of Mental Disorders (DSM-5). Arlington, VA: American Psychiatric Association. Fifth Edition.

Arnold Ulli (2014): Sozialmarketing. In: Arnold Ulli, Grunwald Klaus, Maelicke Bernd (Hrsg.): Lehrbuch der Sozialwirtschaft. Baden-Baden: Nomos Verlag. 650-706. 4., erweiterte Auflage.

Arnold Ulli (1991): Marketing und soziale Organisation. In: SOCIALmanagment. Jg. 1, Heft 1/1991. 48-51.

Barbosa Ana, Nolan Mike, Sousa Liliana, Figueiredo Daniela (2015): Supporting Direct Care Workers in Dementia Care: Effects of a Psychoeducational Intervention. In: American Journal of Alzheimer's Disease and Other Dementias. 30(2). 130-138.

Barbosa Ana, Nolan Mike, Sousa Liliana, Marques Alda, Figueiredo Daniela (2016): Effects of a Psychoeducational Intervention for Direct Care Workers Caring for People With Dementia: Results From a 6-Month Follow-Up Study. In: American Journal of Alzheimer's Disease and Other Dementias. 31(2). 144-155.

Bartholomeyczik Sabine (2007): Pflegezeitbemessung unter Berücksichtigung der Beziehungsarbeit. In: Pflege & Gesellschaft. Zeitschrift für Pflegewissenschaft. 12. Jg. H. 3. 240-248.

Biehal-Heimburger Elfriede (2005): Personalmanagement und Personalentwicklung. In: Fasching Harald, Lange Reingard (Herausgeber/in): Sozial managen. Grundlagen und Positionen des Sozialmanagements zwischen Bewahren und radikalem Verändern. Bern, Stuttgart, Wien: Haupt Verlag. 235-268.

BMASK (Hg.) (2014): Beratung von Angehörigen von Menschen mit Demenz – Ein Beitrag zur Lebensqualität von Menschen mit Demenz zu Hause. Expertise zu Beratungsbedarf und Beratungsangeboten für Angehörige von Menschen mit Demenz in Österreich. Wien: Bundesministerium für Arbeit, Soziales und Konsumentenschutz.
http://www.uni-klu.ac.at/pallorg/downloads/studie_beratung_von_angehoeriogen_von_menschen_mit_demenz_2.pdf [06.08.2016]

BMASK (Hg.) (2011): Mobile Soziale Dienste. Band Ost: Burgenland Niederösterreich Wien. Wien: Bundesministerium für Arbeit, Soziales und Konsumentenschutz. 5. Auflage.

BMASK (Hg.) (o.J.): Evaluierung von Modellprojekten zur Beratung und Unterstützung von Menschen mit Demenzerkrankung und deren Angehörige. Wien: Bundesministerium für Arbeit, Soziales und Konsumentenschutz.
https://www.sozialministerium.at/cms/site/attachments/9/0/6/CH2247/CMS1229093595174/evaluierung_von_demenzprojekten_kompl%5B2%5D.pdf [06.08.2016]

BMG (Hg.) (2013): Internationale statistische Klassifikation der Krankheiten und verwandter Gesundheitsprobleme 10. Revision – BMG-Version 2014. Systematisches Verzeichnis. ICD-10 BMG 2014. Wien: Bundesministerium für Gesundheit.
http://www.bmgf.gv.at/cms/home/attachments/8/6/4/CH1166/CMS1128332460003/icd-10_bmg_2014_-_systematisches_verzeichnis.pdf [06.08.2016]

Böhm Erwin (2009): Psychobiographisches Pflegemodell nach Böhm. Band I: Grundlagen. Wien: Wilhelm Maudrich Verlag. 4. Auflage.

Bohnsack Ralf (2014): Rekonstruktive Sozialforschung. Einführung in qualitative Methoden. Opladen, Toronto: Verlag Barbara Budrich. 9., überarbeitete und erweiterte Auflage.

Bohnsack Ralf (2013): Gruppendiskussionsverfahren und dokumentarische Methode. In: Friebertshäuser Barbara, Langer Antje, Prengel Annedore (Hrsg.): Handbuch Qualitative Forschungsmethoden in der Erziehungswissenschaft. Weinheim und Basel: Beltz Juventa. 205-218. 4., durchgesehene Auflage.

Bohnsack Ralf (2012): Orientierungsschemata, Orientierungsrahmen und Habitus. In: Schittenhelm Karin (Hrsg.): Qualitative Bildungs- und Arbeitsmarktforschung. Grundlagen, Perspektiven, Methoden. Wiesbaden: VS Verlag für Sozialwissenschaften. 119-153.

Bohnsack Ralf, Marotzki Winfried, Meuser Michael (Hg.) (2011): Hauptbegriffe Qualitativer Sozialforschung. Opladen & Farmington Hills, MI: Verlag Barbara Budrich. 3. durchgesehene Auflage.

Bohnsack Ralf, Przyborski Aglaja (2010): Diskursorganisation, Gesprächsanalyse und die Methode der Gruppendiskussion. In: Bohnsack Ralf, Przyborski Aglaja, Schäffer Burkhard (Hrsg.): Das Gruppendiskussionsverfahren in der Forschungspraxis. Opladen & Farmington Hills, MI: Verlag Barbara Budrich. 233-248. 2., vollständig überarbeitete und aktualisierte Auflage.

Bohnsack Ralf, Przyborski Aglaja, Schäffer Burkhard (2010): Einleitung: Gruppendiskussionen als Methode rekonstruktiver Sozialforschung. In: Bohnsack Ralf, Przyborski Aglaja, Schäffer Burkhard (Hrsg.): Das Gruppendiskussionsverfahren in der Forschungspraxis. Opladen & Farmington Hills, MI: Verlag Barbara Budrich. 7-22. 2., vollständig überarbeitete und aktualisierte Auflage.

Bourdieu Pierre (1993): Sozialer Sinn. Kritik der theoretischen Vernunft. Frankfurt am Main: Suhrkamp Verlag.

Buchegger-Traxler Anita (2015): Ausbildung am Prüfstand. In: BMASK (Medieninhaber und Herausgeber): Einblicke in eine bunte Welt. Das Begleitbuch zum Film „Wir begleiten alte Menschen". Wien: Bundesministerium für Arbeit, Soziales und Konsumentenschutz. 36-39.

Care Fit for VIPS (CFFV)

http://www.carefitforvips.co.uk/ [06.08.2016]

Caritas der Erzdiözese Wien (2014): Projektbeschreibung. Kompetent im Umgang mit Demenz. Wien: Caritas der Erzdiözese Wien: unveröffentlichtes Manuskript.

Caritas der Erzdiözese Wien (2013): Caritas Bezugspflege. Betreuen und Pflegen Zuhause Wien/Niederösterreich-Ost. Wien: Caritas der Erzdiözese Wien: unveröffentlichtes Manuskript.

Caritas Pflege (o.J.): Caritas Pflege Wien und Niederösterreich Ost. Pflege Zuhause.

http://www.caritas-pflege.at/pflege-zuhause/standorte/ [06.08.2016]

CCIV (Competence Center Integrierte Versorgung) (Hg.) (2011): netzwerk aktiv – Besser leben mit Demenz. Abschlussbericht. Wien: Competence Center Integrierte Versorgung, Wiener Gebietskrankenkasse.

http://www.wgkk.at/cdscontent/load?contentid=10008.595119&version=1391231129 [06.08.2016]

D'Antonio Patricia, Beeber Linda, Sills Grayce, Naegle Madeline (2014): The Future in the past: Hildegard Peplau and interpersonal relations in nursing. In: Nursing Inquiry. 21(4). 311-319.

DGPPN (Deutsche Gesellschaft für Psychiatrie und Psychotherapie, Psychosomatik und Nervenheilkunde), DGN (Deutsche Gesellschaft für Neurologie) (Hg.) (2016): S3-Leitlinie „Demenzen". o.O.

Donat Elisabeth (2010): Mobile Pflege und Betreuung – Ein Arbeitsfeld im Aufbruch. In: Appelt Erna, Heidegger Maria, Preglau Max, Wolf Maria (Hrsg.): Who Cares? Betreuung und Pflege in Österreich. Eine geschlechterkritische Perspektive. Innsbruck, Wien, Bozen: Studienverlag. 119-126.

Eichler Tilly, Hoffmann Wolfgang, Hertel Johannes, Richter Steffen, Wucherer Diana, Michalowsky Bernhard, Dreier Adina, Thyrian Jochen René (2016): Living Alone with Dementia: Prevalence, Correlates and the Utilization of Health and Nursing Care Services. In: Journal of Alzheimer's Disease. 52 (2016). 619-629.

Eurich Johannes (2008): Eingeschränkte Menschenwürde. Unterschiedliche Menschenbilder in der Pflege und ihre Folgen für Menschen mit Demenzerkrankungen. In: Pflege & Gesellschaft. Zeitschrift für Pflegewissenschaft. 13. Jg. H. 4. 350-362.

Feil Naomi, Klerk-Rubin de Vicki (2013): Validation in Anwendung und Beispielen. Der Umgang mit verwirrten alten Menschen. München, Basel: Ernst Reinhardt Verlag. 7., aktualisierte und erweiterte Auflage.

Felgen Jayne (2011): Eine fürsorgende und heilende Umgebung. In: Koloroutis Mary (Herausgeberin): Beziehungsbasierte Pflege. Ein Modell zur Veränderung der Pflegepraxis. Bern: Verlag Hans Huber, Hogrefe AG. 35-56. 1. deutschsprachige Auflage.

Friedrich Andrea (2010): Personalarbeit in Organisationen Sozialer Arbeit. Theorie und Praxis der Professionalisierung. Wiesbaden: VS Verlag für Sozialwissenschaften.

Garfinkel Harold (2014 [1967]): Studies in Ethnomethodology. Cambridge: Polity Press.

Gatterer Gerald (2007): Strukturen der Altenbetreuung in Österreich. In: Gatterer Gerald (Hrsg.): Multiprofessionelle Altenbetreuung. Ein praxisbezogenes Handbuch. Wien, New York: Springer Verlag. 33-43. 2., aktualisierte und erw. Aufl.

Glaser Barney G., Strauss Anselm L. (2010): Grounded Theory. Strategien qualitativer Forschung. Bern: Verlag Hans Huber, Hogrefe AG. 3. Auflage.

Grond Erich (2014): Pflege Demenzkranker. Impulse für eine wertschätzende Pflege. Hannover: Schlütersche Verlagsgesellschaft mbH & Co.KG. 5., aktualisierte Auflage.

Gronemeyer Reimer, Jurk Charlotte (2009): Eine Welt, in der keiner mehr ausgestoßen wäre: Pflege und Demenz als kulturelle Chance. In: Hallwirth-Spörk Christina, Heller Andreas, Weiler Karin (Hrsg.): Hospizkultur & Mäeutik. Offen sein für Leben und Sterben. Freiburg im Breisgau: Lambertus-Verlag. 122-137.

Haberstroh Julia, Neumeyer Katharina, Schmitz Bernhard, Pantel Johannes (2009): Entwicklung, Durchführung und Evaluation eines Trainings für Altenpfleger zum Umgang mit Demenzkranken in der stationären Pflege. In: Adler Georg, Gutzmann Hans, Haupt Martin, Kortus Rainer, Wolter Dirk K. (Hrsg.). Seelische Gesundheit und Lebensqualität im Alter. Depression – Demenz – Versorgung. Stuttgart: Verlag W. Kohlhammer GmbH. 208-211.

Heuft Gereon, Kruse Andreas, Radebold Hartmut (2006): Lehrbuch der Gerontopsychosomatik und Alterspsychotherapie. München, Basel: Ernst Reinhardt Verlag. 2., überarbeitete und erweiterte Auflage.

Hiemetzberger Martina, Messner Irene, Dorfmeister Michaela (2013): Berufsethik und Berufskunde. Ein Lehrbuch für Pflegeberufe. Wien: Facultas Verlags- und Buchhandels AG. 3., überarbeitete Auflage.

Höfler Sabine (2015): Integrierte Versorgung bei Demenz. In: Höfler Sabine, Bengough Theresa, Winkler Petra, Griebler Robert (Hg.): Österreichischer Demenzbericht 2014. Wien: Bundesministerium für Gesundheit und Sozialministerium. 111-113.

Höfler Sabine, Bengough Theresa, Winkler Petra, Griebler Robert (Hg.) (2015): Österreichischer Demenzbericht 2014. Wien: Bundesministerium für Gesundheit und Sozialministerium.

Höwler Elisabeth (2012): Gerontopsychiatrische Pflege. Lehr- und Arbeitsbuch für die geriatrische Pflege. Hannover: Schlütersche Verlagsgesellschaft mbH & Co.KG. 5., aktualisierte Auflage.

Holzweber Nicole, Krysiuk Nicole, Rehner Bettina, Zuckerstätter Nina (2015): Zwischen Berufung und Aufopferung – Eine qualitative Analyse der Spannungsfelder in der mobilen Hauskrankenpflege in Wien. In: Kügler Agnes, Sardadvar Karin (Herausgeberinnen): Pflege und Betreuung: Arbeit, Werte, Erfahrungen. Ausschnitte des österreichischen Sorgesystems. Wien: Im Auftrag der Arbeiterkammer. 73-91.

https://media.arbeiterkammer.at/wien/PDF/studien/Pflege-und-Betreuung_Abschlussbericht.pdf [06.08.2016]

Hutyra Roland (2005): Projekte als Managementinstrument. Was sie über Projektmanagement wissen sollten, ohne jemals ein Projekt zu leiten! In: Fasching Harald, Lange Reingard (Herausgeber/in): Sozial managen. Grundlagen und Positionen des Sozialmanagements zwischen Bewahren und radikalem Verändern. Bern, Stuttgart, Wien: Haupt Verlag. 385-398.

Juraszovich Brigitte, Sax Gabriele, Rappold Elisabeth, Pfabigan Doris, Stewig Friederike (Hg.) (2015): Demenzstrategie Gut leben mit Demenz. Wien: Bundesministerium für Gesundheit und Sozialministerium.

https://www.sozialministerium.at/cms/site/attachments/7/7/5/CH3434/CMS1456747615 394/demenzstrategie.pdf [06.08.2016]

Kapeller Doris, Weiss Silvana, Stiftinger Anna (2012): MultiplikatorInnen als TüröffnerInnen ins Lernen. Eine Strategie der Zielgruppenerreichung für bildungsbenachteiligte Frauen. Villach: Eb Projektmanagement.

Kelle Udo, Kluge Susanne (2010): Vom Einzelfall zum Typus. Fallvergleich und Fallkontrastierung in der qualitativen Sozialforschung. Wiesbaden: VS Verlag für Sozialwissenschaften. 2., überarbeitete Auflage.

Kitwood Tom (2013): Demenz. Der person-zentrierte Ansatz im Umgang mit verwirrten Menschen. Bern: Verlag Hans Huber, Hogrefe AG. 6., überarbeitete und erweiterte deutschsprachige Auflage.

Kluge Friedrich (1999): Etymologisches Wörterbuch der deutschen Sprache. Berlin, New York: Walter des Gruyter. 23., erweiterte Auflage.

Kolland Franz, Fibich Theresa (2014): Professionalisierung in der sozialen Altenarbeit. In: soziales _kapital. Wissenschaftliches journal österreichischer fachhochschulstudiengänge soziale arbeit. (online-Journal). Nr. 11 (2014).1-12.

http://soziales-kapital.at/index.php/sozialeskapital/article/viewFile/323/551.pdf
[06.08.2016]

Kolland Franz, Hörl Josef (2015): Soziale Aspekte der Demenz. In: Höfler Sabine, Bengough Theresa, Winkler Petra, Griebler Robert (Hg.): Österreichischer Demenzbericht 2014. Wien: Bundesministerium für Gesundheit und Sozialministerium. 137-145.

Koloroutis Mary (2011): Professionelle Pflegepraxis. In: Koloroutis Mary (Herausgeberin): Beziehungsbasierte Pflege. Ein Modell zur Veränderung der Pflegepraxis. Bern: Verlag Hans Huber, Hogrefe AG. 105-134. 1., deutschsprachige Auflage.

Kooij Cora van der (2012): « Ein Lächeln im Vorübergehen ». Erlebnisorientierte Altenpflege mit Hilfe der Mäeutik. Bern: Verlag Hans Huber, Hogrefe AG. 2., ergänzte und durchgesehene Auflage.

Kotler Philip, Lee Nancy R. (2010): Social Marketing für eine bessere Welt. Praxishandbuch für Politik, Unternehmen und Institutionen. München: mi-Wirtschaftsbuch, FinanzBuch Verlag GmbH.

Kotler Philip, Zaltman Gerald (1971): Social Marketing: An Approach to Planned Social Change. In: The Journal of Marketing. Vol. 35. No. 3/1971. 3-12.

Krenn Manfred (2003): Mobile Pflege und Betreuung als interaktive Arbeit: Anforderungen und Belastungen. FORBA-Forschungsbericht 3/2003. Wien: Forschungs- und Beratungsstelle Arbeitswelt (FORBA).
http://www.forba.at/data/downloads/file/36-FORBA%20FB%203_2003.pdf
[06.08.3016]

Leimpek-Mohler Andreas (2007): Innovation und Wandel in der Altenhilfe. In: Bachert Robert, Vahs Dietmar (Autoren) (2007): Change Management in Nonprofit-Organisationen. Stuttgart: Schaeffer-Poeschel Verlag. 9-14.

Loffing Christian (2006): Strategische Personalentwicklung. Mitarbeiter gut und günstig qualifizieren. Stuttgart: W. Kohlhammer GmbH.

Maier Wolfgang, Barnikol Utako (2014): Neurokognitive Störungen im DSM-5. Durchgreifende Änderungen in der Demenzdiagnostik. In: Nervenarzt. Nr. 5. 564-570.

Mannheim Karl (1980): Strukturen des Denkens. Gesammelte Schriften: „Über die Eigenart kultursoziologischer Erkenntnis" und „Eine soziologische Theorie der Kultur und ihre Erkennbarkeit". Herausgegeben von Kettler David, Meja Volker und Stehr Nico. Frankfurt am Main: SuhrkampVerlag.

May Hazel, Edwards Paul, Brooker Dawn (2011): Professionelle Pflegeprozessplanung. Personenzentrierte Pflegeplanung für Menschen mit Demenz. Bern: Verlag Hans Huber, Hogrefe AG. 1., deutschsprachige Ausgabe.

Meier Isabella, Kreimer Margareta (2013): „Weil es ist nicht ein Dienst an einer toten Materie, sondern an einem Menschen und an seiner Geschichte". Zu den Arbeitsbedingungen in der qualifizierten Altenpflege. In: SWS Rundschau. Heft 1/2013. 53. Jahrgang. 5-24.

Muz Sascha, Schmidt Stefan, Sterr Roswitha (2013): Das demenzielle Syndrom in unserer Gesellschaft (DiuG). Eine Studie zur Ermittlung von gesellschaftlich generierten Zugangsbarrieren zur frühen Diagnosestellung des demenziellen Syndroms. In: Pflege & Gesellschaft. Zeitschrift für Pflegewissenschaft. 18. Jg. H. 4. 344-362.

Nair Balakrishnan, Browne William, Marley John, Heim Christian (2013): Music and dementia. In: Degenerative Neurological and Neuromuscular Disease. 2013:3. 47-51.

Nohl Arnd-Michael (2008): Interview und dokumentarische Methode. Anleitung für die Forschungspraxis. Wiesbaden: VS Verlag für Sozialwissenschaften. 2., überarbeitete Auflage.

Osborn Caroline, Schweitzer Pam, Trilling Angelika (2013): Erinnern. Eine Anleitung zur Biografiearbeit mit älteren Menschen. Freiburg im Breisgau: Lambertus-Verlag. 2., aktualisierte Auflage.

Peplau Hildegard (1995 [1953]): Interpersonale Beziehung in der Pflege. Ein konzeptueller Bezugsrahmen für eine psychodynamische Pflege. Basel: Recom Verlag.

Prochobradsky Elisabeth, Bergmann Franz, Nemeth Claudia, Preninger Barbara (2008): Betreuungsangebote für demenziell erkrankte Menschen – Demenzhandbuch. Wien: Bundesministerium für Soziales und Konsumentenschutz. https://broschuerenservice.sozialministerium.at/Home/Download?publicationId=107 [06.08.2016]

Przyborski Aglaja (2004): Gesprächsanalyse und dokumentarische Methode. Qualitative Auswertung von Gesprächen, Gruppendiskussionen und anderen Diskursen. Wiesbaden: VS Verlag für Sozialwissenschaften.

Przyborski Aglaja, Wohlrab-Sahr Monika (2008): Qualitative Sozialforschung. Ein Arbeitsbuch. München: Oldenbourg Wissenschaftsverlag.

Reisberg Barry, Ferris Steven H., de Leon Mony J., Crook Thomas (1982): The Global Deterioration Scale for assessment of primary degenerative dementia. In: American Journal of Psychiatry 139 (9): 1136-1139.

Rosenberg Marshall (2010): Gewaltfreie Kommunikation. Eine Sprache des Lebens. Paderborn: Junfermann Verlag. 9. Auflage.

Schaeffer Doris, Wingenfeld Klaus (2008). Qualität der Versorgung Demenzkranker: Strukturelle Probleme und Herausforderungen. In: Pflege & Gesellschaft. Zeitschrift für Pflegewissenschaft. 13. Jg. H. 4. 293-305.

Schallenburger Manuela, Galatsch Michael (2015): Entscheidung pflegender Angehöriger für eine palliative häusliche Versorgung – eine Literaturarbeit. In: QuPuG.
Journal für Qualitative Forschung in Pflege- und Gesundheitswissenschaft. Heftnummer 2. 2. Jahrgang. November 2015. 166-174.

Schnabel Manfred (2014): Die Regierung der Demenz. In: Pflege & Gesellschaft. Zeitschrift für Pflegewissenschaft. 19. Jg. H. 2. 152-167.

Schneider Cornelia, Deufert Daniela (2015): Professionelle Pflege und Betreuung. In:
Höfler Sabine, Bengough Theresa, Winkler Petra, Griebler Robert (Hg.): Österreichischer Demenzbericht 2014. Wien: Bundesministerium für Gesundheit und Sozialministerium. 70-77.

Schniering Stefanie (2016): „Da muss man ganz schön aufpassen, dass man sich nicht
zu sehr reinkniet" – Die ambulante pflegerische Versorgung alleinlebender Menschen mit Demenz. In: QuPuG. Journal für Qualitative Forschung in Pflege- und
Gesundheitswissenschaft. Heftnummer 1. 3. Jahrgang. Mai 2016. 34-42.

Seidl Elisabeth, Labenbacher Sigrid, Ganaus Petra (2007a): Studie II – Bedürfnisse
pflegender Angehöriger. In: Seidl Elisabeth, Labenbacher Sigrid (Hg.): Pflegende
Angehörige im Mittelpunkt. Studien und Konzepte zur Unterstützung pflegender
Angehöriger demenzkranker Menschen. Wien, Köln, Weimar: Böhlau Verlag. 73-
117.

Seidl Elisabeth, Walter Ilsemarie, Labenbacher Sigrid (2007b): Studie I – Belastung und
Entlastungsstrategien pflegender Angehöriger. In: Seidl Elisabeth, Labenbacher
Sigrid (Hg.): Pflegende Angehörige im Mittelpunkt. Studien und Konzepte zur Unterstützung pflegender Angehöriger demenzkranker Menschen. Wien, Köln, Weimar: Böhlau Verlag. 33-71.

Sepandj Asita (2015): Krankheitsbild Demenz. In: Höfler Sabine, Bengough Theresa,
Winkler Petra, Griebler Robert (Hg.): Österreichischer Demenzbericht 2014. Wien:
Bundesministerium für Gesundheit und Sozialministerium. 4-8.

Simsa Ruth, Schober Christian, Schober Doris (2004): Belastete AltenpflegerInnen. In:
SWS Rundschau. Heft 4/2004. 44. Jahrgang. 497-507.

Slotala Lukas, Bauer Ullrich (2009): „Das sind bloß manchmal die fünf Minuten, die
fehlen". Pflege zwischen Kostendruck, Gewinninteresse und Qualitätsstandards. In:
Pflege & Gesellschaft. Zeitschrift für Pflegewissenschaft. 14. Jg. H.1. 54-66.

Stelzer-Orthofer Christine, Kranewitter Helga (2008): Berufsverläufe, Berufszufrieden-
heit, Arbeitsbelastung und Perspektiven von Altenfachbetreuer/-innen. In: WISO
(Wirtschafts- und Sozialpolitische Zeitschrift). 31. Jg. (2008), Nr. 4. 49-70.

Sütterlin Sabine, Hoßmann Iris, Klingholz Reiner (2011): Demenz-Report: Wie sich die
Regionen in Deutschland, Österreich und der Schweiz auf die Alterung der Gesellschaft vorbereiten können. Berlin: Institut für Bevölkerung und Entwicklung.

http://www.berlin-institut.org/fileadmin/user_upload/Demenz/Demenz_online.pdf
[06.08.2016]

Szymenderski Peggy (2012): Gefühlsarbeit im Polizeidienst. Wie Polizeibedienstete die emotionalen Anforderungen ihres Berufs bewältigen. Bielefeld: transcript Verlag.

Wild Monika (2015): Versorgung zu Hause. In: Höfler Sabine, Bengough Theresa, Winkler Petra, Griebler Robert (Hg.): Österreichischer Demenzbericht 2014. Wien: Bundesministerium für Gesundheit und Sozialministerium. 81-86.

Wißmann Peter, Gronemeyer Reimer (2008): Demenz und Zivilgesellschaft – eine Streitschrift. Frankfurt am Main: Mabuse Verlag.

Zacher Hannes, Felfe Jörg, Glander Gernot (2008): Lernen im Team: Zusammenhänge zwischen Personen- und Teammerkmalen und der Leistung von Multiplikatoren. In: Zeitschrift für Arbeits- und Organisationspsychologie. 52 (2). 81-90.

Gesetzestexte

Bundesgesetz über Gesundheits- und Krankenpflege (Gesundheits- und Krankenpflege-gesetz - GuKG) (1997): StF: BGBl I 108/2016.

Niederösterreichisches Sozialbetreuungsberufegesetz (NÖ SBBG) (2007): StF: LGBl. 9230-0./2016.

Wiener Heimhilfegesetz (WHHG) (1997): Gesetz über das Berufsbild, die Aus- und Fortbildung sowie die Durchführung der Heimhilfe/2016.

Anhang

Anhang 1: Einladung zur Gruppendiskussion

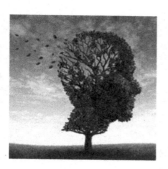

Umgang mit Demenz? Was brauchen MitarbeiterInnen für die Pflege und Betreuung demenziell erkrankter Personen?

Es gibt seit Kurzem ein neues Projekt der Caritas. MultiplikatorInnen sollen Angehörige und KollegInnen im Umgang mit Personen mit Demenz unterstützen. Wie können MultiplikatorInnen die Arbeit erleichtern? Was brauchen MitarbeiterInnen im Bereich Betreuen und Pflegen, damit demenziell erkrankte Personen besser betreut werden können?

Darüber wird in der Gruppe eine Diskussion geführt.

Wozu:

Die Caritas ist stark gefordert, sich mit dem Thema Demenz zu beschäftigen und sich auf die Zukunft von Betreuen und Pflegen Zuhause gut einzustellen. Die Erkenntnisse werden in einer Masterarbeit thematisiert. Die Forschungsfrage dient dem Projekt „Kompetent im Umgang mit Demenz".

Wer:

Moderation: Martina Bogensberger, Studentin FH Campus Wien, Masterstudium Sozialwirtschaft und Soziale Arbeit

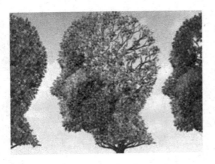

Wie:

Die Gruppendiskussion wird auf Tonband aufgezeichnet. Die Transkription wird **ANONYMISIERT**.

Wann und wo:

Zeit und Ort der jeweiligen Sozialstation

Die Gruppendiskussion wird im Mocca angezeigt und als **DIENSTZEIT** angerechnet.

Herzlichen Dank für die Teilnahme!

Anhang 2: Themenleitfaden für die Gruppendiskussionen

Wie schätzen sie die derzeitige Betreuung von demenziell erkrankten Personen ein?

Welche Erfahrungen haben sie gemacht, bei der Anwendung spezieller Techniken in der Betreuung von PmD?

Was haben sie im Rahmen ihrer Ausbildung gelernt, was ihnen jetzt nützlich erscheint?

Welche Fortbildung, welche Kenntnisse benötigen sie, um PmD gut zu betreuen?

Gibt es Momente der Überforderungen und was würden sie sich wünschen, um dieser Überforderung entgegenzuwirken?

Was ist das Schlimmste in der Betreuung von PmD?

Wie kann ihnen die Einsatzleitung, die Leitung die Betreuung von PmD erleichtern?

Wie können MultiplikatorInnen sie bei der Arbeit unterstützen?

Anhang 3: Verschwiegenheitserklärung für die Assistentin

Ich, Frau Manuela Stangl, unterstütze Frau Martina Bogensberger bei ihrer Erhebung für die Masterarbeit im Rahmen des Studiums Sozialwirtschaft und Soziale Arbeit. Dabei bin ich anwesend bei den durchzuführenden Gruppendiskussionen und verpflichte mich zur Verschwiegenheit über Inhalte und teilnehmende Personen der Gruppendiskussion, um die Anonymität der anwesenden Personen zu wahren.

Ich bestätige diese Verschwiegenheit mit meiner Unterschrift

Datum und Unterschrift: Datum und Unterschrift:

Manuela Stangl   Martina Bogensberger

Eine Ausgabe im Besitz von Frau Stangl

Eine Ausgabe im Besitz von Frau Bogensberger

Anhang 4: Einwilligungserklärung der TeilnehmerInnen

Hiermit erkläre ich mich bereit, im Rahmen der von Martina Bogensberger durchgeführten Studie zur „Erreichbarkeit der MitarbeiterInnen von Demenz-MultiplikatorInnen"[50] an einer Gruppendiskussion teilzunehmen. Ich wurde über die Inhalte und Methoden der Studie informiert.

Diese Einwilligungserklärung wird getrennt von den Aufnahmen bei Martina Bogensberger verschlossen aufbewahrt und zum Zeitpunkt der Löschung der Aufnahmen vernichtet. Ich stimme der Aufnahme und der wissenschaftlichen Transkription der Gruppendiskussion zu. Ich nehme freiwillig an der Gruppendiskussion teil, welche von Martina Bogensberger geführt wird. Weiters wurde ich darüber informiert, dass alle zu meiner Person erhobenen Daten anonymisiert und zu ausschließlich wissenschaftlichen Zwecken verwendet werden.

Ich bin mit den genannten Rahmenbedingungen der wissenschaftlichen Untersuchung einverstanden. Ich wurde darüber informiert, dass ich meine Einwilligungserklärung bis zur Vernichtung dieser zurückziehen kann. Eine Kopie dieser Erklärung habe ich erhalten.

Ort, Datum   Ort, Datum

Unterschrift   Unterschrift

Anhang 5: Transkript-Dokumente und Angabe der Minuten

GD1 VDP: 54 min.

GD1 NDP: 27 min.

GD2 VDP: 70 min.

GD2 NDP: 26 min.

GD3: 82 min.

GD4 VDP: 40 min.

GD4 NDP: 43 min.

GD5: 89 min.

---

50   Der vorläufige Arbeitstitel der Forschung lautete: „Die Erreichbarkeit von MitarbeiterInnen im mobilen Bereich Pflegen Zuhause durch MultiplikatorInnen für Demenz".

Anhang 6: Übersicht über die analysierten Passagen

Das Dokument zeigt die ausgewählten Passagen, das Oberthema, die vorherrschenden Orientierungen sowie den jeweiligen Diskursmodus. Es diente der Forscherin als Arbeitsdokument und wurde in der Originalformatierung übernommen. In der Forschungsarbeit werden die einzelnen Arbeitsschritte, die den Diskursmodus bestimmen, erklärt (vgl. Kap. 4.5).

Gruppendiskussion Zeilennummer	Oberthema	Orientierungen	Diskursmodus
GD1 VDP 487-544	Information	Verwandlung, Harmonie, berufliche Kernprozesse	Inkludierend parallel
GD1 VDP 41-155	Themeninitiierung durch M	Individualität der Personen, persönliche Einstellung versus Fortbildung	Inkludierend parallel
GD1 VDP 662-726	Nachfrage: Ausbildung durch M	Eigene Befindlichkeit	Exkludierend divergent
GD1 VDP 294-338	Angehörige	GegenspielerInnen	Inkludierend antithetisch
GD1 NDP 362-399	Nachfrage: Einschätzung der Betreuung durch M	gute Betreuung in eigener Verantwortung, „übersehen" „nebenher" von PmD	Inkludierend parallel
GD1 NDP 210-256	Nachfrage: Fortbildung/Erfahrung durch M	der Erfahrung den Vortritt lassen, leicht und schnell an neue Information kommen	Inkludierend parallel
GD1 NDP 6-155	Nachfrage: Was ist das Schlimmste an der Betreuung durch M	Schlimm ist aus meiner Perspektive Ablehnung, Angst die Rolle nicht mehr gut zu spielen, Schlimm bedeutet Schwierigkeiten zu haben die Betreuung durchführen zu können	Inkludierend parallel
GD1 VDP 397-489	Sich-Zeit-nehmen	Zeit-Druck Zeit nehmen Zeit nutzen, berufliche Kernprozesse (B1) versus „unbekannte Tätigkeit", was wird eigentlich getan? Wie kann man das rechtfertigen? Zeit der Entwicklung des Menschen (Menschen verändern sich mit der Zeit), Harmonie, Kreativität	Inkludierend parallel
GD2 VDP 386-408	Zeitdruck	Zeit, berufliche Kernprozesse	Inkludierend parallel
GD2 NDP 7-66	Nachfrage: Fortbildung und Ausbildung durch M	Kommunikation und Probleme der Sprache aufgrund von Migration	Inkludierend antithetisch

Gruppendiskussion Zeilennummer	Oberthema	Orientierungen	Diskursmodus
GD2 VDP 9-80	Themeninitiierung durch M	Komplexität der Menschen	Inkludierend parallel
GD2 NDP 329-366	Vorbeugung der Demenz	Verwirrung rund um das Thema	Inkludierend parallel
GD 2 NDP 367-411, 412-466	Austausch-Information	Zeit im Sinne von Entwicklung des Menschen und Zeit im Sinne dies zu erfassen, und Zeit im Sinne die Puzzleteile zusammenzutragen	Inkludierend parallel
GD2 VDP 455-488	Individualität	Theorie bringt nichts, der Wille des Menschen zählt, völlige Unterschiedlichkeit der Menschen	Inkludierend parallel
GD2 VDP 81-167	Anschluss an Themeninitiierung „Böses Erwachen"	Unberechenbarkeit der Menschen, ich als Eindringling, ich als Unbekannte, Betreten einer anderen Welt, der Mensch in einer anderen Welt	Inkludierend parallel
GD2 VDP 173-235	Anschluss an Themeninitiierung „Böses Erwachen"	Unberechenbarkeit der Menschen, ich als Eindringling, ich als Unbekannte, Betreten einer anderen Welt, der Mensch in einer anderen Welt Bezugspflege in Frage, Verantwortung abgeben	Inkludierend parallel
GD2 VDP 680-717	Kommunikation	GegenspielerInnen andere Berufsgruppen, wie kann „Etwas" weitergegeben werden? Ich	Inkludierend parallel
GD2 VDP 240-304	Transposition von Passage „Böses Erwachen" „Wenn ich einmal nicht da bin"	Orientierungen: unterschiedliche Welten, assimilieren an die Welt oder nicht, böses Erwachen, Menschen zurück holen in die eigene Welt (C2)	Inkludierend parallel
GD2 VDP 308-385	Information „ich weiß es"	Ich weiß es, Kritik an Heimhilfe, Mutterrolle, Anpassung nicht immer das richtige: WISSEN (im Kontrast zur sonstigen Anpassung), fehlende Information	Inkludierend parallel
GD2 VDP 627-674	Rhythmus	Rhythmus, ich kann es am besten	Inkludierend parallel
GD2 VDP 724-744	Zunahme an Demenz	Zunahme an Demenz	Inkludierend univok
GD2 VDP 745-826	Gewalt	bei Gewalt ist die Grenze erreicht, langsames herausfinden, wie man den Menschen beruhigt (vgl. Perücke GD1), alleine mit schwierigen Situationen	Inkludierend parallel

Gruppendiskussion Zeilennummer	Oberthema	Orientierungen	Diskursmodus
GD2 VDP 851-948	Woher kommt Demenz? Vorbeugung	Gründe für Demenz sind nicht gesichert, Unsicherheit macht Angst	Inkludierend parallel
GD2 VDP 951-1008	Landesname (anonymisiert)	Angst und Unsicherheit	Inkludierend parallel
GD3 14-60	Themeninitiierung durch M	Angehörige als GegenspielerInnen, berufliche Kernprozesse	Inkludierend parallel
GD3 689-799	Kindlichkeit von PmD	Verwandlung im Kontrast, Mutter, Zeit als Druck (aufeinanderprallen zweier Erfahrungsräume) Nähe-Distanz	Inkludierend parallel
GD3 838-900	Angst vor Eindringlingen	als Fremde/r eintreten, aus dem Schatten treten, Rhythmus schaffen	Transposition
GD3 901-976	Rhythmus	Rituale im Sinne von Rhythmus (Tagesstruktur), Rituale im Sinne von Beschäftigung, Rituale zur Wiedererkennung der Situation	Inkludierend parallel
GD3 979-1042	Weihnachten	Weihnachten als Ritual und Erinnerung, Weihnachten als eigene Besinnlichkeit und Ruhepol, Weihnachten als Fest der Kindheit	Inkludierend parallel
GD3 1187-1237	Angehörige Pflegeheim	seinen Einfluss verlieren, Angehörige als GegenspielerInnen, einen Menschen verlassen/verlieren, Drecksarbeit verrichten	Inkludierend parallel
GD3 1264-1292	Angehörige Druck	Angehörige als GegenspielerInnen, starker Druck auf die BetreuerInnen, Schaffen des Unmöglichen, „Drecksarbeit" erledigen	Inkludierend parallel
GD3 490-531	Erinnerung	in die Welt des Menschen eintreten, nicht erkannt werden, Gesichtslos sein, selbst erinnert werden durch die „Anknüpfungspunkte"	Inkludierend parallel
GD3 209-255	Wie betreue ich gut	ICH und das Ritual für den eigenen Rahmen, Ritual meint eigentlich gleicher Rhythmus	Inkludierend parallel
GD3 333-356	Angehörige	GegenspielerInnen Angehörige	Inkludierend parallel
GD3 418-488	Gewalt/Rhythmus	Ritual/Rhythmus im Kontrast PmD sind jeden Tag anders mit unerklärbaren Kräften	Inkludierend parallel

Gruppendiskussion Zeilennummer	Oberthema	Orientierungen	Diskursmodus
GD3 189-208	Zeit	Zeit nicht fassen können versus trotzdem mehr Zeit brauchen	Inkludierend parallel stark differenzierend
GD3 1047-1121	Nachfrage: Fortbildung/Ausbildung durch M	Fortbildung ist nicht das Thema, Hinbewegung zu Austausch, Kommunikation	Exkludierend divergent
GD4 VDP 2-117	Themeninitiierung durch M	Verwandlung, Zeit-Druck, Zeit nutzen, Nähe-Distanz	Inkludierend parallel
GD4 VDP 432-503	Nachfrage: Ausbildung durch M	Erfahrung, Individualität des Menschen, eigene Erziehung B4	Exkludierend divergent
GD4 NDP 49-81	Schwierige Angehörige	Angehörige als GegenspielerInnen	Inkludierend parallel
GD4 NDP 200-260, 261-291, 294-310	Nachfrage: Einschätzung der Betreuungssituation durch M	Harmonie, berufliche Kernprozesse	Inkludierend parallel
GD4 VDP 574-674	Nachfrage: Fortbildung durch M	Auf die Bedürfnisse des Kunden eingehen, Geborgenheit schenken, die richtige Person sein	exkludierend divergent
GD4 NDP 415-547	Nachfrage: das Schlimmste durch M	Schwierigkeit Hilfe anzunehmen, für wen schlimm (Frage der Perspektive), akzeptieren der Krankheit (wer?), Individualität der Charaktereigenschaften	Inkludierend parallel

Gruppendiskussion Zeilennummer	Oberthema	Orientierungen	Diskursmodus
GD4 VDP 202-315	Oberthema: Anschluss an Themeninitiierung von M „so machen wir's"	Sich den Menschen anpassen vs. berufliche Kernprozesse	Einschub: inkludierend univok, inkludierend parallel
GD 4 NDP 313-398	Gute Betreuung	Mutterrolle, Zufriedenheit, berufliche Kernprozesse im Kontrast, Ritualisierter Ablauf, Verwandlung	Inkludierend parallel
GD5 113-154	Themeninitiierung durch M	Verwandlung, Ich	Inkludierend parallel
GD5 220-302	Zeit	Zeit-Druck, Zeit nutzen, berufliche Kernprozesse	Inkludierend antithetisch
GD5 503-689	Demenz akzeptieren	Angehörige/Ärzte unwissend, Unsicherheit zum Thema	Inkludierend parallel

Gruppendiskussion Zeilennummer	Oberthema	Orientierungen	Diskursmodus
GD5 429-492	Hoher Anspruch C5	Überdenken der Kernprozesse, welche Zeit bleibt nach Kernprozess, die Zeit wird FALSCH genutzt (C5)	Inkludierend antithetisch
GD5 376-423	Hoher Anspruch C5	Umkehrung[51] des Kernprozesses, Angehörige in die Rolle zurückführen	Inkludierend antithetisch
GD5 306-371	Hoher Anspruch C5	das Gleiche machen, Umkehrung der Kernprozesse, Zeit nehmen und richtig nutzen	Inkludierend antithetisch
GD5 880-976	Nachfrage: Ausbildung	Ausbildung hatte keinen Nutzen	Inkludierend parallel
GD5 1059-1091	Eigenes Alter	Angst vor Demenz	Inkludierend
GD5 160-218	Bezugspflege	Nähe/Distanz aus zwei Perspektiven, auch Bezugspflege ist individuell gestaltbar? für wen ist Bezugspflege gut?	Inkludierend antithetisch
GD5 2-112	Themeninitiierung durch M	Unklarheit über Demenz und keine einheitliche Linie, Individualität jeder Person und jeder Situation, erfordert eigenes Wissen, Intuition	Inkludierend parallel

---

51 Im Forschungsprozess musste sich die Forscherin mit der Begrifflichkeit „Umkehr" und „Umwandlung" in ihren Bedeutungen auseinandersetzen, da sie anfänglich die Orientierung als „Umkehr der Kernprozesse" bezeichnete. Sie entschied sich schließlich die Typik in der Forschungsarbeit als „Umwandlung" zu präsentieren (vgl. Kap. 6.3), um nicht den Charakter der Gegensätzlichkeit einer Umkehrung in den Mittelpunkt zu stellen, sondern das Prozesshafte der Umwandlung.